写真健康論

写 真 力 は 健 康 力 を 高 め る

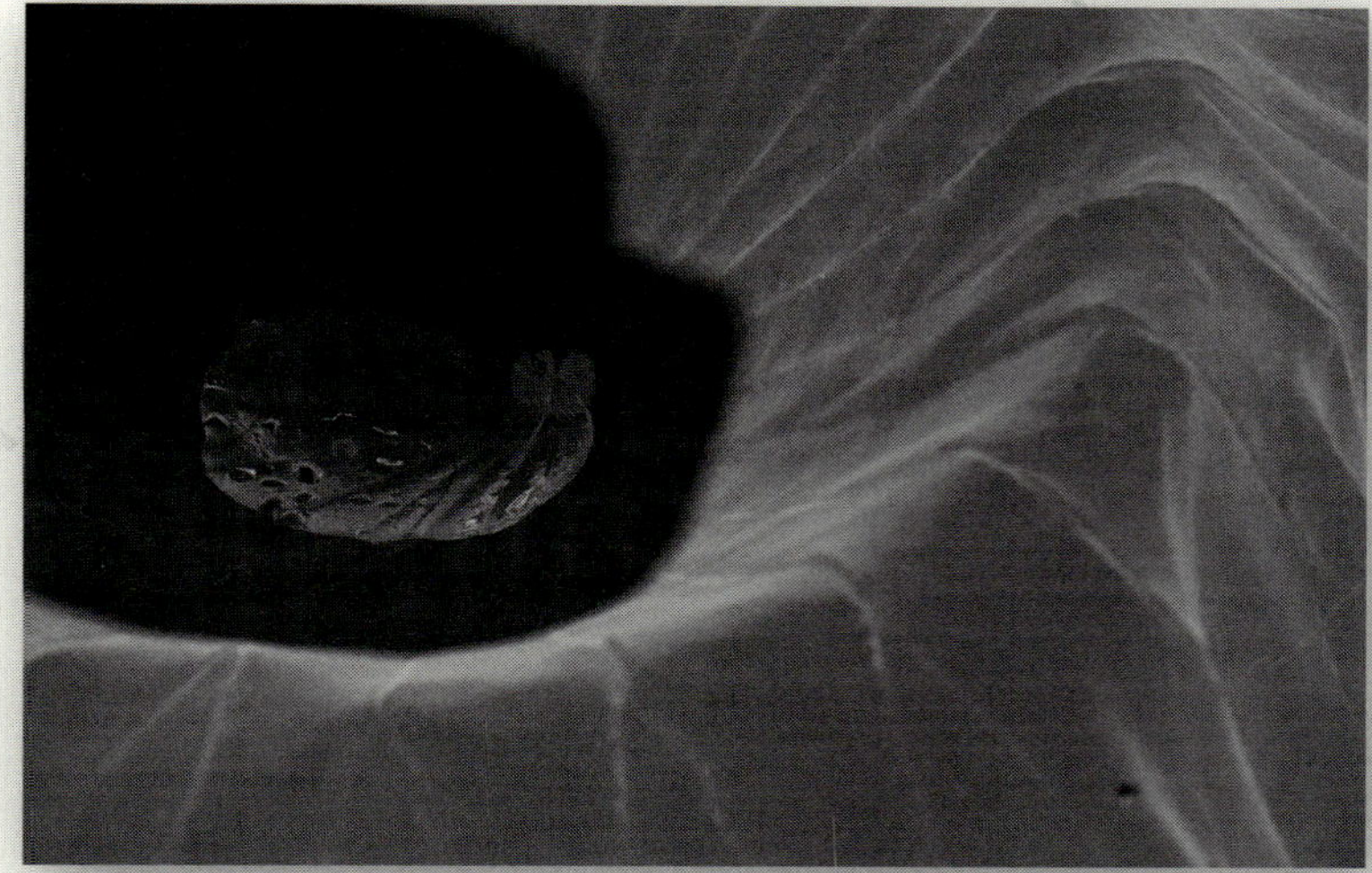

Chikara Ogura
小椋 力
琉球大学名誉教授

日本評論社

写真健康論―写真力は健康力を高める　目次

はじめに

はじめに

本書の読者を、写真に興味を持っている方、趣味を探している方、写真関係者、一般読者と想定している。それに加えて、病気の予防・早期発見・早期治療の重要性を認識し予防・治療に努力している人、さらに病気がなく一応健康ではあっても日々充実して生きがいのある幸福な人生、筆者の提唱する「望ましい健康」で生きることを目指す方々にとっても、本書は有益な指針となろう。

本書刊行の目的は、①写真には写真力ともいえる大きな力があり、人の心とからだ、とくに心の健康増進にとても役立つと思っており、そのことを具体的に示すので、それを可能な範囲で実行してほしい、②メンタルヘルス不調を抱える人は、写真力を生かして早く回復すると同時に、再発を予防してほしい、③写真力の活用は、レベルの高い「望ましい健康」を得て幸せな人生を歩むことが可能な一つの手段と思われるので、それを生かしてほしい、④写真に関して自分が目指す目標が達成できて、満足し、さらに人にも感動を与える写真を撮るために有効だと筆者が考えている最新の医学・心理学の理論と技法を紹介するので、それを試してほしい、以上の四点である。「写真と健康」に関する書籍はもとより、医師による類書は筆者の知る限り見出せなかった。

カメラ、とくにデジタルカメラはかなり普及している。デジタルカメラの国内向け出荷台数は、年々減少傾向にあるが、一般社団法人カメラ映像機器工業会によると、レンズ一体型、レンズ交換式を合わせて年間約四九〇万台（二〇一五年）と報告されている。耐用年数を考慮すると、相当数のデジタルカメラが現在、人々に所有されていることになろう。フィルムカメラも健在である。

携帯電話にもカメラ機能が搭載されているものがあるほか、近年では高解像度の写真が撮れる多機能携帯電話（スマホ）が登場してきている。最近では、これらに外付けできる安価な望遠レンズ、魚眼レンズが販売されている。無料の写真共有アプリケーションソフトウエアである「インスタグラム」のユーザー数は、二〇一七年九月現在、世界で八億人を超えたとされている。

したがって現在では、写真撮影はプロ写真家、写真愛好家だけでなく、多くの人々により行われ、国民に広く定着しており、現に観光地は言うに及ばず、至る所で写真撮影を楽しんでいる多くの人々を目にする。最近、カメラ本体背面の液晶モニターが一八〇度回転し、スマホのように自分が写った画像を確認しながら撮影できる自撮り対応カメラも売り出されている。

カメラ・写真に関する書籍も多い。那覇市内最大のA書店には、カメラ・写真に関する書籍のコーナーがあり、風景写真、動物写真、写真家別写真集などと分類され並べられている。書架は縦五～六段で二五個の書架が並んでいる。各書架には四〇～五〇冊が置かれているので、合わせておよそ一、〇〇〇冊以上となろうか。それにしても多数の関連書籍があることに驚かされた。それに加えて雑誌のコーナーが別にあり、写真・カメラ関連で「アサヒカメラ」、「ニホンカメラ」など月刊誌五誌を数えることができた。

写真家土門拳氏は以下のごとく述べている。[*1]「写真は記録であると認識することは間違いとはいえなくても、それは決して大事な要素ではない。大きな象を実物大には写しはしない。文字通りの記録ではない。あくまでも人間の主観を通して認識される。また再現された人間の世界のものである」。

したがって写真は、撮影・表現技術の問題であると同時に、撮影者の心の問題ともいえる。手元にある著名な写真家、評論家の著作の中から、写真に関連する心の問題にしぼって関連事項を列挙したい。①写真の表層ではなく、内側に潜む価値を見抜く[*2]、②技術の新奇性で説明できない、万人のものでもない、あなたにとっての初めての感覚を大切にすることが必要[*3]、③感度の高いフィルムや、明るいレンズ、シャープなレンズが要望されるように、今や人間のまなざしもその感度や先鋭度を意識的に高める努力や訓練が行われても何らおかしくない[*4]、④写真とは眼で捉える形で脳裏に蓄えてある数々のイメージや知識を重ね合わせて、像の複合からなる意味の世界を認識すること[*5]。

さらに、⑤目の前で起こっていることから距離を置いて、客観的にそれを観察するという態度で写真を撮れば、物事の細かい所まで気付いてくるようになる[*6]、⑥写真家はその五感の中から視覚を分節し、そして眼の人となる[*7]、⑦写真家は見ることがすべてだ。だから写真家は徹頭徹尾見続けなければならぬのだ。対象を正面から見据え、全身を目にして世界と向き合う、見ることに賭ける人間、それが写真家なのだ[*8]。

写真は、人間世界のものだと理解できたとしても、具体的にどのようにすれば先ほど紹介した「距離を置いて観察する」、「全身を目にする」、「眼の人になる」ことができるのか。その解決は容易ではなく、試行錯誤を続ける努力、修練の蓄積が必要かもしれない。いっぽう、これらを解決する手段のひとつは、眼、視覚に関する脳の働きを医学的に理解することであろう。それに加えて「マインドフル（瞑想）」、「適応的な思考」、「価値観」などの心理学、とくに近年注目され始めたポジティブ心理学の理論と技法を利用することも有効だと考えられる。

健康とは、疾病（疾患）がないのみならず、身体的、精神的、社会的に良好であることとされているが、最近では「自己の可能性の最大限の発揮に向けて総合的に機能しうる状態」との考えも示されている。上記のごとくより高いレベルの健康を目指すためには、「生きる価値」、「自分の強さ」、「適応的思考」、「レジリエンス（回復力）」などのポジティブ心理学の技法を身につけることが有用であるとされている。その手段の一つとして身近な写真を利用することが可能だと思う。

メンタルヘルス不調からの回復に、写真が有効であると筆者は確信しているが、このことは現在のところ残念ながら科学的な方法で立証されていない。その理由は、立証するための方法が確立されていないことである。しかし、臨床経験から有効性が示されているので、筆者の病院での経験、関連した文献などを紹介することにした。

本書の構成は以下のごとくとした。第1章では写真が持つ人の心とからだを動かす力、すなわち筆者の考える「写真力」について述べる。第2章で健康力を高めるにはどうすればよいかについてその方法を示し、予防医学的視点が重要であることを強調したい。第3章では健康モデルのひとつとして百寿者の生き方を紹介するとともに、最終的な目標としての「望ましい健康」像を示しその獲得法を述べる。第4章で写真力と健康力との関連を具体的に示し、健康力を高めるために写真力が利用できることを述べる。

第5章では写真力を用いた具体的な治療法を紹介し、第6章では各種のメンタルヘルス不調に対する具体的な効果を筆者が経験した症例を含め関連文献を示したい。第7章では「写真甲子園」は高校生の課外活動の一部であり、各種の教育効果のほかにメンタルヘルスの向上に有用であることを述べたい。第8章では写真力と健康力を高めるためにも、写真教育は重要と考えられるので写真教育の歴史と現状に触れたい。なお、各章の最後に「おわりに」の節をもうけて各章の内容を要約したので、「おわりに」を最初に読んでいただいてもよいと思う。

本書が、写真を愛する人、楽しむ人などにとって、写真の持つ力（power）、エネルギー（energy）を再認識し、健康の維持、さらに望ましい健康を目指しながら、納得し満足感、自己肯定感の得られる写真が撮れることに少しでも役立つことを願っている。そして、写真をとおして、健康で楽しく生きがいのある人生を手にすることを切望したい。筆者は「予防医学」をライフワークとする精神科医であり、写真に関しては趣味として楽しんでいる程度である。したがって、本書のタイトルを『写真健康論』としたが、「健康論」に関する紙数が多くなっていることを了解していただきたいと思う。

＊1　土門拳「人間の目、カメラの目」『死ぬことと生きること』みすず書房、二一九頁（二〇一二年）
＊2　平木収「ミュージアムのビジョンと私」『写真のこころ』平凡社、二四―三〇頁（二〇一〇年）
＊3　犬伏雅一「新世代写真術とは？」『新世代写真術―世界を拓くフォトグラファー』（犬伏雅一＝森川潔＝西尾俊一編著）フィルムアート社、四―五頁（二〇〇七年）
＊4　平木収「写真を見つめる楽しみ」『写真のこころ』平凡社、八―一三頁（二〇一〇年）
＊5　平木収「グルメたるもの自らの価値体系を！」『写真のこころ』平凡社、四六―四八頁（二〇一〇年）
＊6　菅村雅信「風景写真を撮るな！」『写真の新しい自由』玄光社、二五―七八頁（二〇一六年）
＊7　仲里効「アウラの消滅をめぐる光芒」『フォトネシア―眼の回帰線・沖縄』未来社、四七―五八頁（二〇〇九年）
＊8　仲里効「限りなく零度の近くで」『フォトネシア―眼の回帰線・沖縄』未来社、二二三―二六一頁（二〇〇九年）

第1章　写真力

筆者は以前から、写真にはヒトの心を動かす力、「写真力」とでもいえる大きな力の存在を感じていた。しかし、同時に「写真力」という言葉を使うことに迷いを抱き続けてきた。

シンポジウム「沖縄と写真甲子園、そして写真の新時代へ」が二〇一六年一一月三日、那覇市ぶんかテンブス館で開催され一般参加者として出席した。特に印象に残ったのは、中学時代に不登校であったが、高校に入学してから写真部に入り活動し、「写真甲子園」で全国優勝を果たし、現在は写真家として活躍している北上奈生子さん（第一三回大会、二〇〇六年優勝）と渡久地葉月さん（第一四回大会、二〇〇七年優勝）の講演であった。不登校であったことをカミングアウトし、それを乗り越え、厳しい写真家の道を堂々と歩んでいる姿に接し、感動した。この二人のことは、第6章第1節で詳しく紹介したい。

日本写真芸術学会誌（二〇一六年）に、認知症や精神疾患を抱える高齢者を対象に、作業療法の一環として写真療法を実施した経験が報告されている。[*1] 写真療法を受けた高齢者の感想を一部紹介すると、「生きがいができた」、「写真を撮ってみんなで話すと満足する」、「写真は、手に取れる瞬間なんですね」、「私はいつも否定される人生だったけど、写真の活動ではじめて肯定され、いままで重くて重くて仕方がなかった自分の心がすーっと軽くなりました。もう、心の鬼を消します」などと述べられている。著者らは、写真を通して気づきや自己認識、満足感、自己受容、自己理解が増したとの感想が多かったと記述している。

若手女性写真家新城愛さんの個展とトークイベントが、二〇一六年一一月一九日那覇市内のコーヒーショップで開かれ参加した。彼女は、土門拳賞を受賞した写真家石川直樹氏、そのほか木村伊兵衛賞を受賞し、国内のみならず海外からも注目されている地元沖縄出身の若手写真家石川竜一氏らが選考委員を務めた「フォトネシア沖縄写真学校ポートフォリオレビュー」で優秀作品賞（二〇一五年）に選ばれている。写真展のテーマは「光の鼓動」であり、作品についてのコメントもあったが、強く印象に残ったスピーチをほぼそのまま紹介したい。

「おばあちゃんが二年半くらい前に亡くなりましたが、死の直前に見舞いました。口と目はうっすらと開いていますが、声をかけても返事はなく、生きているのか、死んでいるのか分からない状態でした。そこで以前に撮ったおばあちゃんの誕生会の写真を目の前に持っていって見せたところ、見えているのか見えていないのか分からないようにみえましたが、おばあちゃんの目から涙が浮かびました。この涙を見て、写真がこんなに人の心を動かすのかと驚くと同時に、写真の持つ力に圧倒されました。このことが写真への興味を一段と加速させることになり、今回の受賞につながりました。そしてこのイベントが、プロ写真家になる決意を皆様にお伝えする機会となりました」。

彼女の話は、回想療法の効果を示したものであり、あらためて写真の持つ力を再認識させられた。

写真家篠山紀信氏の写真展が二〇一七年一月四日から同年二月二八日まで横浜美術館で開催された。写真展のタイトルは「篠山紀信展　写真力 THE PEOPLE BY KISHIN」であり「写真力」の言葉が使用されている。篠山氏は、上記写真展に以下のメッセージを寄せている。

「この展覧会は美術館の大空間と圧倒的なインパクトのある写真との戦い。つまり空間力VS写真力のバトルです。鑑賞ではなく体感！　ぜひご自身の体をその中間に浸してみてください。横浜美術館でお待ちしています。篠山紀信」。

同氏は、写真力は美術館という物理的建造物の大空間が持つ迫力に勝るとも劣らない強力なパワーを有していると確信しているのであろう。

文献検索システムを使って、「写真力」を検索した。上記の篠山氏の写真展に関連した事項以外には見出せなかった。『広辞苑』（岩波書店、二〇一八年）、『大辞林』（三省堂、二〇〇六年）、『日本語大辞典』（講談社、一九八九年）のいずれにも写真力の単語を見出すことはできなかった。したがって、現在のところ写真力の概念はわが国では一般にまだ認知されていないのであろう。『広辞苑』によると「力」とは、「自らの体や他の物を動かし得る、筋肉の働き、気力、能力、ききめ、おかげ、効能等」と記載されているので、写真のききめ、おかげ、効能の意味で写真力を使用しても問題はないのではないか。さらに言えば、写真には写真の効果、効能といった言葉では表現できない大きな力（power）、エネルギー（energy）を秘めているように思う。以上のことなどから本書の副タイトルに写真力を組み入れることにした。そして具体的な写真力の内容は第4章以降で詳しく述べたい。

『広辞苑』によると「め」には（目・眼）の二漢字が記載され、意味として①物を見る働きをするところ、②目の働き、③目に見えたもの、④点状のもの、など計七つが取り上げられている。使用例として①目が合う、②目が堅い、③目が利く、など約一三〇例が指摘されている。使用例として「眼」は取り上げられていなかった。『日本語大辞典』によると「眼」が使用例として取り上げられているのは①眼を肥やす（よいものを見て目を楽しませる）、②「眼を開く」（仏法の真理をさとる）の二例のみであった。

『医学書院医学大辞典』によると、「眼」が語頭に来る単語は非常に多い。例えば「眼球」、「眼圧」など約七〇語が見出せる。眼科学専門書にはさらに多くの「眼」が含まれる医学用語が使用されている。眼科医、眼科医院などは日常生活に身近な言葉である。

「目」と「眼」の相違は厳密なものではないが、一般に「目」が圧倒的に広く使用され、いっぽう医学用語としては「眼」が殆んどのようである。したがって本書では主に「目」を使用したが前後の文脈・内容から「眼」が適当と考えられた場合は「眼」を使用した。引用文献については原文のままとした。

＊1　石原眞澄＝斉藤民「写真による自己表現とポジティブ・エモーションの意義」日本写真芸術学会誌、二五巻、三七―四四頁（二〇一六年）

第2章　健康力を高めるには

第1節　健康、望ましい健康、健康意識、健康力とは

・健康

健康とは、世界保健機関（WHO）によると、ただ単に疾病（疾患）がないとか虚弱でないとかいうのではなく、身体的、精神的、社会的に完全に良好であることをいうとしている。近年ますますスピリチュアル（spiritual、霊的）な側面も健康に含める見方が強まっている。[*1]

健康についての考え方は時代、民族、地域、文化などによって異なり、地域によってもその拡がり、強調点が異なる。ダン（Dunn HL）によると健康とは、個人を取り巻く絶えず変化する環境の中で、統合的な生物的・心理的・社会的機能のより高い可能性を目指して変動する力動的な状態であり、レベルの高い健康とは自己の可能性の最大限の発揮に向けて統合的に機能しうる状態であるとしている。[*2*3]

表2-1　健康と疾病の連続性

	重症度	健康と疾病レベル※	予防レベル	予防対策
健康	望ましい健康	0(D)	一次	健康増進
	健　康	0		予防接種 禁煙運動など
境界	境　界	1〜2	二次	早期発見 （健診） 早期治療
疾病	軽　症 中等症 重　症	3 4 5	三次	治　療 再発予防 機能回復訓練 社会復帰

※「レベル１〜５」は文献＊3から引用し、「レベル０〜0(D)」は筆者が追加

・望ましい健康

健康状態には、疾患に罹患していない「レベル０」と、精神的、社会的に良好な状態であり、さらに自己の可能性を存分に具現化できる「レベル０（Ｄ）」の少なくとも二段階のレベルが考えられよう（表2-1）。本書では、この「レベル０（Ｄ）」を「望ましい健康」として記述する。（Ｄ）は、「望ましい」の英語「desirable」の頭文字（Ｄ）を用いた。

以上のことなどから健康を考える場合、健康と疾病は独立した個別のものではなく、両者は連続したものであり、健康から疾病、疾病から健康と可逆的に変化するものであることを再認識する必要がある。われわれの目標は、疾病レベルを上げないこと、可能な限り低いレベルを維持し、さらには可能であれば「レベル０（Ｄ）」を目指したい。

・健康意識

健康意識について以下のごとく述べられている。[*1] わが国では、「国民生活基礎調査」において「あなたの最近の健康状態はいかがですか」という質問に対して「よい」から「よくない」までの五段階で回答してもらった結果を健康意識と呼んでいる。学術の分野では、「自覚的健康度」あるいは「健

康状態の自己評価」とも呼ばれ、健康意識は医師や医学的判定による客観的健康ともちろん関連はあるが、独自の側面も有することが知られ、生命予後（生存期間）に対する予測力が客観的健康よりむしろ高いとする研究も現れ、近年注目を集めつつある。

厚生労働省は、平成二六年二月に「健康意識に関する調査」を実施した。健康に関する意識の傾向を分析するため、居住地（全国一二ブロック）・年齢・性別による構成比に応じて割り付けを行い、回答数は五、〇〇〇件（男性二、三七三人、女性二、六二七人）であった。集計の結果、普段の健康感については「健康な方だと思う」は六六・四％、「あまり健康ではない」は二一・七％、「非常に健康だと思う」は七・三％、「健康ではない」は四・六％であった。

健康感を判断する際に重視した事項については、「病気がないこと」は六三・八％、「美味しく飲食できること」四〇・六％、「身体が丈夫なこと」四〇・三％などであった。興味深いことは、重視する事項として、「病気がないこと」のみならず、少数ではあるが「幸せを感じること」、「前向きに生きられること」、「生きがいを感じること」、「他人を愛することができること」などの回答があったことである。

・健康力

健康力という言葉は、医学書院の『医学大辞典』をはじめほとんどの医学書には見当たらないし、医学界では現在のところ使用されていない。検索システムを使用して「健康力」を検索すると、ＪＦＥ（日本鉄鋼エンジニアリング）健康保険組合は、保健事業の中に疾病予防のための「健康力アップ活動」を取り入れているとある。具体的にはメタボ予防・改善を目的に健診結果の確認、ウォーキングの奨励、食事習慣の改善、リラックスの勧めを取り上げている。そのほか健康力は、『新健康力大全』[*4]のタイトルとして使用されている。『岩波哲学・思想事典』によると、力（force, power）とは一般的に運動の原因になる働きのことをいうと記載されている。何事をなすにも健康というパワーが必要だ。そこで本書では「健康」に替えて「健康力」を敢えて使うことにした。

第2節 予防医学的視点が重要

予防とは、一般に、あらかじめ疾病の原因を除去できるような対策を行うことにより、罹患や発症を防ぐことであり、治療と対立的に用いられている。[*5] しかしながら予防医学は、発病の防止だけを意味するものではなく、健康と疾病状態の自然史的な見方の中で、疾病の全過程にわたって実施されるものである。[*6] そしてウィンスカー・Vは、予防医学を「疾病予防、寿命の延長、肉体的・精神的健康と能率の増進を進めるための科学であり技術である」と定義している。

予防活動は、すべての疾患・障害において三段階に分けることができる（表2-1）。一次予防は障害の発生を予防し人口内の発生率を減少させることであり、二次予防は、人口内の有病率を減らすことである。三次予防は、リハビリテーション活動により社会復帰を促進させることである。具体的には、一次予防は発症予防、二次予防は早期発見・早期治療、三次予防はリハビリテーション・再発予防である。

本節の結論として、健康力を高めるには、予防的な考え方が重要であり、予防的視点が不可欠であることを強調しておきたい。

第3節 からだの健康力を高めるには

・平均寿命の延長

平均寿命は、保健福祉の水準を示す総合指標として広く活用されている。平均寿命は、現在の死亡傾向が続くと

表2-2　主要国の平均寿命と健康寿命

	平均寿命		健康寿命		健康といえない期間	
	男性	女性	男性	女性	男性	女性（歳）
日本	80.8	87.1	72.3	77.7	6.7	8.3
スウェーデン	80.3	84.0	71.9	74.8	6.1	8.2
ドイツ	78.3	83.1	69.6	74.0	6.4	8.0
イギリス	79.1	82.8	69.1	72.1	6.9	8.9
アメリカ合衆国	76.4	81.2	67.2	71.3	7.8	8.7

「平均寿命」は「国民衛生の動向　2016/2017」（文献＊7）から、「健康寿命」と「健康とはいえない期間」は吉田勝美の文献（＊3）から引用

仮定した場合、ある新生児が生きることが出来ると期待される年数の平均を示す。わが国の場合、男女とも主要国の中で平均寿命はもっとも長く、これは世界に誇れる事実である（表2-2）。

・健康寿命の延長

健康寿命は、心身ともに健康で活動的でいられる期間がどのくらいあるかを試算したものであり、健康障害の期間を調整した寿命である。健康寿命は表2-2に示すごとく、わが国は主要国の中でもっとも長い。[*7] 今後の課題は、生きていても健康とはいえない期間をさらに短くし、健康寿命をなお一層延ばすことである。

・疾病による死亡率の減少

天寿を全うすることなく死亡する者を減らすことは、平均寿命・健康寿命の延長につながる。主な死因別にみた年齢調整死亡率（年齢構成の異なる地域間で死亡状況が比較できるように年齢構成を調整した死亡率）の推移は、脳血管疾患、心疾患のいずれも男女とも年々減少しているものの、なお悪性新生物（がん）についで死因の第二位、第三位をしめている。脳血管疾患には、脳出血、脳梗塞などの脳卒中が、心疾患には心筋梗塞、狭心症などが含まれている。[*8] したがって、疾病による死亡率を減らすには、脳血管疾患、心疾患、それに加えて「がん」に対する対策が最も重要なことになる。

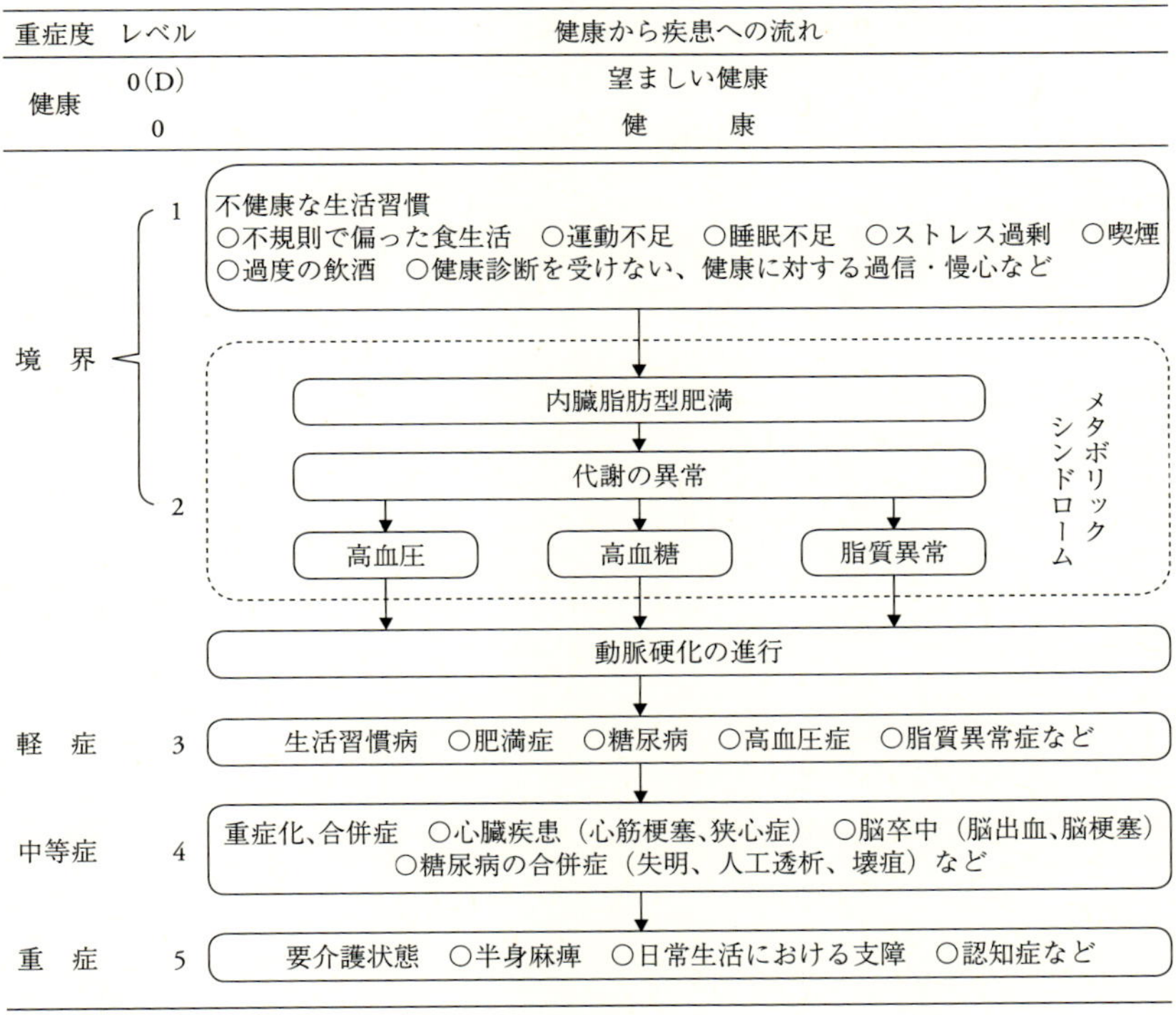

図2-1　メタボリックシンドロームの流れ

吉田勝美の文献（＊3）、川名正敏らの文献（＊9）から引用し一部を改変

そこで本節ではこれら三疾患を中心に対策を述べたい。疾患の原因、症状、治療法などの詳しい具体的な事項については、参考図書（巻末）を紹介するに留め、本節では疾病のごく大まかな説明と、早期発見・早期治療（二次予防）、発症予防（一次予防）のポイントを紹介することにした。

・メタボリックシンドローム対策

死亡の原因となる疾患のうち、心疾患と脳卒中は、図2-1に示すごとく不健康な生活習慣が持続すると発症しやすい。まず、内臓脂肪型肥満となり、代謝異常が生じ、その結果、高血圧、高血糖、脂質異常の状態に至りやすい。このような内臓脂肪型肥満から脂質異常まで点線で示した異常事態をメタボリックシンドローム（メタボリック症候群、内臓脂肪症候群）と称して

表2-3　メタボリックシンドロームの診断基準

腹囲*	男：85cm 以上	女性：90cm以上
	＋	
高血圧	収縮期血圧が130mm Hg 以上 または／かつ 拡張期血圧が 85mm Hg 以上	
高血糖	空腹時血糖が110mg／dℓ以上	
脂質異常	中性脂肪が150mg／dℓ以上 または／かつ HDL コレステロール値が40mg／dℓ未満	

＊　腹囲測定法：立った状態で、お腹に力が入らないよう普通に呼吸して息を吐き出した後、お臍の高さで測る

川名正敏らの文献（＊9）から引用

いる。メタボリックシンドロームの診断基準を表２-３で示した。

メタボリックシンドローム対策が不十分であれば、動脈硬化が進行し、肥満症、糖尿病、高血圧症、高脂血症などの、いわゆる生活習慣病の状態に進行し、さらに対応が不十分であれば重症化し、心筋梗塞、狭心症などの心疾患、脳出血、脳梗塞などの脳卒中が発症することになる。[*9] さらに進行すると半身麻痺の状態となり、日常生活に支障を来たすことになりやすい。要するに軽症、できれば境界の状態で問題点に気付き、対策を講ずることが重要となる。心身に異常がない健康な状態であっても不健康な生活習慣があればそれに気付き、改善することが可能なら、これは発症予防であり、これに勝ることはない。

・高血圧予防

高血圧の判定基準ならびに分類は、表２-４に示すように、適正血圧がもっとも望ましい。正常血圧は、高血圧とはいえないが正常高血圧にならないよう注意すべきレベルである。軽症高血圧レベルからレベルが高くなると治療の対象となる。[*10*11] 高血圧症発症の予防、さらには重症化予防のためのチェックリストを表２-５で示した。[*12]

・高脂血症予防

高脂血症は、血清中の脂質が異常に増加した状態であり、脂質には、増えすぎると動脈硬化を促進させるＬＤＬ

表2-4　成人における血圧値の分類

分類	収縮期血圧		拡張期血圧（mm Hg）
適正血圧	＜120	かつ	＜80
正常血圧	＜130	かつ	＜85
正常高値血圧	130〜139	または	85〜89
Ⅰ度高血圧	140〜159	または	90〜99
Ⅱ度高血圧	160〜179	または	100〜109
Ⅲ度高血圧	≧180	または	≧110
収縮期高血圧	≧140	かつ	＜90

日本高血圧学会の診断基準（文献＊10）から引用

表2-5　高血圧予防のための生活習慣チェックリスト

- □ おかずの味つけは濃いほうだ
- □ 味噌汁やスープは1日2杯以上飲む
- □ 漬物を1日2回以上食べる
- □ 塩蔵品（塩鮭、タラコ、干物）や加工物（かまぼこ、ハム、ソーセージ、佃煮）を週3回以上食べる
- □ 麺類のつゆをほぼ全部飲む
- □ 間食や夜食を毎日食べる
- □ 野菜を毎日食べない
- □ アルコールを日本酒換算1日1合以上（日本酒1合＝ビール大瓶1本＝焼酎お湯割り1合＝ウイスキーダブル1杯＝ワイングラス2杯）
- □ 1日30分以上歩かない
- □ ストレスを毎日感じる

該当項目が多いほど、高血圧のリスクが高くなります

須賀万智の文献（＊12）から引用し一部改変

（悪玉）コレステロール、中性脂肪（トリグリセリド）がある。そのほか余分なコレステロールを回収するHDL（善玉）コレステロールがある。したがって、病的なものとしての高LDLコレステロール血症と、高トリグリセリド血症、それに「善玉」が低い低HDLコレステロール血症がある。高脂血症予防のための生活習慣チェックリストを表2-6で示した。[*13]

・糖尿病予防

糖尿病は、からだに取り入れた糖分をエネルギーに変える糖の代謝が正常に働かなくなり、血中の糖分が溜まって高血糖になる状態である。糖尿病の怖さとは合併症であり、図2-1に

表2-6　高脂血症予防のための生活習慣チェックリスト

- ☐ 脂身がついた肉やひき肉を週２回以上食べる
- ☐ 卵を週３回以上食べる
- ☐ バターやマヨネーズを週２回以上使う
- ☐ 洋菓子や菓子パンを週２回以上食べる
- ☐ 野菜を毎日食べない
- ☐ 大豆製品（豆腐、納豆、煮豆など）を毎日食べない
- ☐ 間食や夜食を毎日食べる
- ☐ 砂糖入りの飲み物を毎日飲む
- ☐ アルコールを日本酒換算１日１合以上（日本酒１合＝ビール大瓶１本＝焼酎お湯割り１合＝ウイスキーダブル１杯＝ワイングラス２杯）飲む
- ☐ １日30分以上歩かない

該当項目が多いほど、高脂血症のリスクが高くなります

須賀万智の文献（＊13）から引用し一部改変

表2-7　糖尿病予防のための生活習慣チェックリスト

- ☐ 食事は１日３回規則正しくとらない
- ☐ 食事にかける時間は１回20分未満である（よく嚙まない）
- ☐ 満腹になるまで食べる
- ☐ 野菜を毎日食べない
- ☐ 間食や夜食を毎日食べる
- ☐ 砂糖入りの飲み物を毎日飲む
- ☐ アルコールを日本酒換算１日１合以上（日本酒１合＝ビール大瓶１本＝焼酎お湯割り１合＝ウイスキーダブル１杯＝ワイングラス２杯）飲む
- ☐ １日30分以上歩かない

該当項目が多いほど、糖尿病のリスクが高くなります

須賀万智の文献（＊14）から引用し一部改変

示すごとくに失明を含めて多岐にわたる。糖尿病予防のための生活習慣チェックリストを表２-７に示した。[*14]

・肥満症予防

肥満とは、からだに必要以上の脂肪を蓄え、体重が適正体重を越えている状態をいう。この状態に、糖尿病、高脂血症、脂質異常症、睡眠時無呼吸症候群、月経異常などの健康障害が加わると肥満症と診断される。

肥満度を調べる方法として、身長あたりの体格指数を示すＢＭＩ（ボディ・マス・インデックスの略）の指標が用いられており、計算式とＢＭＩによる肥満の判定基準は

表2-8のごとくである。[*15]

同じ肥満でも、腹部の周りに脂肪がたまる上半身タイプ（りんご型）と尻部から太ももにかけてたまる下半身タイプ（洋なし型）があり、りんご型は洋なし型に比較し内臓脂肪肥満の割合が高く、メタボリックシンドロームの危険性が高くなる。肥満予防については、第3章第2節「生活習慣の見直し」で述べたい。

表2-8　肥満症：BMI 判定表

BMI*	判定
18.5未満	やせ
18.5以上25未満	正常域
25以上30未満	肥満（1度）
30以上35未満	肥満（2度）
35以上40未満	肥満（3度）
40以上	肥満（4度）

（日本肥満学会による肥満判定基準）

＊ BMI ＝体重（kg）÷身長（m）÷身長（m）
{適正体重（kg）＝身長（m）×身長（m）×22}

川名政敏らの文献（＊15）から引用し一部を改変

・がん予防

がんとは、からだの一部の細胞が無制限に増殖して組織の秩序を乱し、周囲の正常な細胞に悪影響を与え、他の部位にも転移するものである。悪性腫瘍、悪性新生物ともいう。からだを構成している細胞の多くは、生涯の間に再生を繰り返し続けているが、再生しそこなったミスコピーががん細胞になる。歳を重ねると細胞の再生能力が衰えてミスコピーをつくりやすくなるので、高齢になるとがんは多くなる。

　がんの原因として細胞のミスコピーを引き起こす外的刺激の一つである煙草がよく知られている。がんの原因の三〇%が煙草、食事と肥満も三〇%ががんの原因となっている。そのほかには運動不足、ウイルスや細菌感染が原因として知られている。禁煙、食生活の改善、適度な運動、感染を防ぐことなどで「がんになりにくくする」ことができる。[*16]

　がんの進行度は、0期からⅣ期に大別されている。0期は非浸潤がん（他の組織に転移していないがん）で手術で取り除けばほぼ完全に治る。原発腫瘍（がん化の生じた部位の腫瘍）が比較的小さく、リンパ節への転

表2-9　国立がんセンターのがん予防指針

1	タバコは吸わない、他人のタバコの煙を避ける
2	適度な飲酒…日本酒換算で１日１合以内
3	野菜・果物を１日400g 以上…野菜は毎食、果物は毎日
4	塩蔵食品・塩分は最小限…食塩１日10g 未満、塩蔵食品は週１回以内
5	定期的な運動の継続…毎日１時間は歩き、週１時間は汗をかく運動をする
6	成人期での体重を維持…BMI 20～27
7	熱い飲食物は最小限…熱い飲料は冷やしてから飲む
8	肝炎ウイルス検査を受け、治療・予防措置を行う

古野純典らの文献（＊17）から引用

表2-10　定期健康診断時に行われるがん検診

がんの種類	対　象	検　診　項　目	実施間隔
胃がん	40歳以上	胃部Ｘ線透視検査	毎年１回
大腸がん	40歳以上	便潜血検査	毎年１回
肺がん	40歳以上	胸部Ｘ線検査	毎年１回
乳がん	40歳以上	触診とマンモグラフィ	隔年１回
子宮頸部がん	20歳以上	双合診と擦過細胞診	隔年１回
子宮体部がん	20歳以上の高リスク者	細胞診	隔年１回

がん検診は定期健康診断にあわせて実施されていますが、通常、腫瘍マーカーの測定は含まれていません（一部の団体で前立腺がんに対するPSA｛前立腺特異抗原｝の測定が導入されています。）

須賀万智の文献（＊18）から引用

移がないか、あっても少数の状態であるⅠ期、Ⅱ期を早期がんといい、治りやすいがんである。Ⅲ期は原発腫瘍が比較的大きく、リンパ節への転移が多いもの、Ⅳ期は他の臓器への転移があるもので、さまざまな治療法を組み合わせて根気よく治療する必要がある。[＊17]

がん予防指針を表２-９に示した。[＊17] 示された予防指針は、がんの発病の予防に役立つのみならず、進行をおさえることにも有効である。

がん検診における対象年齢と主な検査項目、実施間隔を表２-10に示した。[＊18] 結果によっては、さらに詳しい検査が必要となる。

生命の危険を伴う疾患ではないが、からだの健康力を低下させる疾患のうち、身近な疾患・病態を取り上げたい。

表2-11　骨粗しょう症のリスクテスト

1　あなたの両親のいずれかが軽くぶつかったり転んだりして、腰の骨を折ったことがありますか？
□はい　□いいえ

2　あなたは軽くぶつかったり転んだりして、骨を折ったことがありますか？
□はい　□いいえ

3　今までに３カ月以上ステロイドの錠剤（コルチゾン、プレドニゾロン等）を服用していたことがありますか？
□はい　□いいえ

4　身長が３cm以上縮みましたか？
□はい　□いいえ

5　お酒をたくさん（安全な範囲を超えて）飲むことが多いですか？
□はい　□いいえ

6　タバコを１日20本以上吸いますか？
□はい　□いいえ

7　下痢で苦しむことが多いですか？（セリアック病やクローン病などが原因の慢性下痢で）
□はい　□いいえ

○女性の方へ

8　45歳より以前に閉経を迎えましたか？
□はい　□いいえ

9　妊娠以外で生理が12ヵ月以上止まったことがありますか？
□はい　□いいえ

○男性へ

今までインポテンツ、性欲の欠如、そのほか男性ホルモンの低下に関係した病気になったことがありますか？
□はい　□いいえ

これらの質問のいずれかに「はい」と答えられた方は骨粗しょう症になるリスクがあるので、医師に診てもらい、さらに詳しい検査が必要かどうかアドバイスしてもらうことをおすすめします。骨粗しょう症は比較的簡単に診断することができますし、治療も可能です。骨粗しょう症のリスクを減らすために、あなたの生活スタイルをどう変えればよいのか、主治医の先生にご相談ください。

杉森裕樹の文献（＊20）から引用

・骨粗鬆症予防

骨粗鬆症は、骨量の減少と骨組織の微細構造の破綻によって、骨折しやすくなった全身性の疾患とされていたが、最近では骨強度の低下を特徴とし、骨折のリスクが増大する骨疾患とされている。臨床的に問題となるのは、閉経後の骨粗鬆症と老人性骨粗鬆症であり、これらは生活習慣病の一つとされており、予防が重視されている[*19]。

予防法としては歩行、ジョギング、筋トレなどが有効で、具体的な内容は第３章第２節で述べる。加齢による骨量の変化と骨粗鬆症リスクテスト[*20]（表２-11）を紹介した。

表2-12　視力低下を引き起こす疾患

急激な低下	・ぶどう膜炎、硝子体出血、急性緑内障発作、網膜剝離 ・網膜中心動脈閉鎖症、虚血性視神経症
ゆるやかな低下	・角膜変性、円錐角膜、白内障、慢性緑内障、硝子体混濁 ・網膜色素変性

緒方裕治らの文献（＊21）から引用

表2-13　目の老化に伴う症状

まぶた	：	たるみ、しわ、眼瞼下垂、眼瞼内反
涙	：	涙液分泌の低下、涙道狭窄
結膜	：	しわ、出血、翼状片*
角膜	：	混濁、内皮細胞数の低下
虹彩毛様体	：	老視
水晶体	：	白内障
視神経	：	緑内障
網膜	：	出血、加齢黄斑変性、萎縮

※翼状片：白目（結膜）が黒目（角膜）の上に三角状に侵入してくる病気で紫外線の強い地域に多い

川北哲也らの文献（＊22）から引用

・視力低下予防

視力は、眼疾患によって低下するが、急激な低下には表２-12に示すごとくぶどう膜炎、硝子体出血、急性緑内障発作などがあり、ゆるやかな低下には角膜変性、円錐角膜などがある。[*21] 老化によるごくゆるやかな低下以外の低下があれば、眼科専門医に相談することが望まれる。

全身の老化の中でも、眼の老化はもっとも自覚しやすいとされている。眼の老化に伴う主な症状を表２-13で示した。[*22] いっぽう眼の疾患には、正常眼圧緑内障のように初期には自覚症状がなく、眼科医が眼底鏡で視神経を診て視野検査をしないと診断できないものが殆どである。眼は二つあるため、片方に症状があっても自覚しづらいことがあり、時には左右の眼を意識して見え方に問題がないかどうか注意することも重要である。眼の老化度チェックリストを表２-14に示した。[*22]

眼の老化予防のポイントを表２-15に示した。[*22]

・難聴予防

難聴は、単に聴こえないという問題だけではなく、

表2-14　目の老化度チェックリスト

質問	はい	いいえ
まぶたが徐々に下がってきている気がする		
眉毛の高さが左右で違う		
ドライアイの症状が前よりひどくなっている		
白目（結膜）のたるみが鏡で確認できる		
不快なほど涙が多く出る		
外で太陽を浴びることが仕事で多い		
矯正視力が徐々に落ちてきている		
コンタクトレンズを10年以上使用している		
糖尿病や高血圧、動脈硬化がある		
眼底検査を５年以上していない		
合計で「はい」の項目が５以上で40歳以上であれば、早めの眼科検診をおすすめします		

川北哲也らの文献（＊22）から引用

表2-15　目の老化予防のポイント

1	紫外線の強い日、時間帯は、なるべく外出を避ける
2	見え方の異常を軽視せず、早めに眼科を受診する

川北哲也らの文献（＊22）から引用

コミュニケーションの障害にもつながり、老人性のうつ病や認知症の原因にもなると考えられている。[＊23]

聞こえ難いと感じたら早めに聴覚検査を受けることが望ましい。日常会話の音の高さ（周波数）は二五〇〜四、〇〇〇Hz（ヘルツ）で、高い音が聞こえ難くなると言葉の聞き取りが悪くなる。小さな会話音（ひそひそ話）が聞き取れない状態は、軽度難聴であり、非常に大きな声か、補聴器を使用して会話がやっと分かる程度は高度難聴である。難聴と診断されれば専門医に相談し対策を講ずることが望ましい。

難聴の予防としては、糖尿病などの生活習慣病は難聴を悪化させる可能性があるため、生活習慣病対策も重要な予防策である。大きな音、騒音による難聴も知られており、デジタル音楽再生機器などで大きな音を長時間聴かないことも重要である。

音楽聴取と難聴との関係は密であり、ロックコンサートやディスコでの大音量の音楽で急性音響

表2-16　心がけたい皮膚の老化防止10カ条

1	紫外線を過剰に浴びない
2	皮膚の乾燥に気をつける
3	活性酸素などによる皮膚の酸化に気をつける
4	タバコを吸わない
5	ストレスをためない
6	夏季の外出には帽子の着用や日傘の使用を心がける
7	生活行動に合わせた紫外線防御の化粧品を使う
8	若いうちから適切なスキンケアを続ける
9	フェイスエクササイズを行い表情筋を鍛え、しわ、たるみの防止を図る
10	食事に気をつけ体内からもスキンケア

高橋元次の文献（＊24）から引用

性難聴が生じ、それぞれロック難聴、ディスコ難聴と呼ばれ注目されてきた。音楽聴取機器による難聴としてウォークマン難聴との病名で報告されている。最近では携帯音楽プレーヤー「ｉＰｏｄ」による難聴が注目されている。

・皮膚の老化予防

皮膚の老化として現れる症状には、しわ、たるみ、しみ、くすみなどがある。原因には紫外線、乾燥、酸化があり、とくに紫外線による老化は光老化と呼ばれ、日光のよく当たる顔、手などに、しわ、しみとして現れる。

一方、腹、尻など光にあまりさらされない皮膚に生ずる老化は自然老化とされ、皮膚を構成する細胞の活動が加齢に伴って低下することによって生ずる。具体的には皮膚が薄くなる、皮脂が少なくなる、皮膚がたるむ、皮膚が乾燥するなどの結果として自然老化が生ずる。

皮膚の乾燥は、秋から冬にかけて実感されるが、通常は一過性で暖かくなると元に戻る。しかし、加齢とともに皮膚の乾燥が慢性化すると、しわも固定化される。固定化を防ぐにはグリセリン、尿酸、ヒアルロン酸などの保湿剤、ワセリンなどの油分を配合したスキンケア化粧品を利用して皮膚の潤いを保つことが重要である。

皮膚の老化予防には過剰に紫外線を浴びないことが第一である。それに乾燥や酸化に対するスキンケアを若いときから、それも子どものころから実施することが望ましい。[*24] 心がけたい皮膚の老化予防一〇カ条を表2-16に示した。[*24]

・う歯・歯周病予防

う蝕（うしょく：むし歯）とは、歯の表面の病変で、う蝕原性細菌のほかに食生活のスタイル（間食の与え方）など多くの因子が関与して発生する。う蝕状態に至っている歯がう歯（むし歯）である。歯周病は、歯周組織（歯肉、セメント質、歯槽骨など）に生ずる病変の総称で、歯肉炎と歯周炎に分けられる。原因は主として歯周病細菌の感染であるが、個人の免疫力、環境因子（喫煙、ストレス、食生活）も加味される。[*25] 三五歳まではう歯、それ以降は歯周病が多くみられる。歯周病は、動脈硬化症、糖尿病などとの関連が指摘されており、う歯、歯周病は口臭を悪化させる原因ともなる。[*25]

う歯・歯周病の予防には、毎日のブラッシング（歯磨き）が有効である。う蝕は、歯と歯の間などの肉眼では見分けにくいところに発症することが多いため、自覚症状がなくても発症前に定期的な受診が望ましい。

う歯・歯周病予防のための自己チェックとして①舌でなめてみて、歯の表面がヌルヌルしていれば、ツルツルになるまでブラシを使う、②歯ブラシを当てると歯ぐきから簡単に出血し、丁寧に磨いて二〜三日しても治らなければ歯科医に相談、③磨き残しがないよう順序を決めて磨く、④歯ブラシの毛の先を歯の表面に垂直に当てる、これらが基本である。[*26]

第4節　心の健康力を高めるには

・心の健康

心の健康とは、からだの健康と同じく、表2-1で示したごとく健康と疾病は連続したものであり、健康状態から疾病の状態への進行・悪化、そしてその逆として疾病の状態から健康状態への回復・寛解がある。寛解とは、主に精神科領域で使用されている用語で、症状が消失した状態であり、必ずしも治ゆとはいえない状態をさしている。心の健康力を高めるためには、表２-１の健康・疾病レベルを上げないこと、可能な限りレベルを下げることが目標となる。

・適確な治療

現在、すでに何らかの心の疾患に罹患しているが、対策を講じていない、治療を受けていないのであれば、一刻も早く専門家に相談すべきである。すでに対応しており、治療を受けているのであれば、自分も納得できる、適確な対応・治療の継続が必要となる。そして重症度レベルを上げないこと、可能な限り下げることである。

・早期発見・治療

疾患には罹患していないが、すなわち病気とは診断できないが何らかの自覚症状があり、発症が疑われるのであれば、すなわち「境界」レベルが疑われるなら、早期発見・対策・治療が望まれる。

・早期発見スクリーニングテスト

早期発見のためのスクリーニングテストとしてＧＨＱ（一般健康調査質問紙、ＷＨＯ版）が、精神的健康度を診断するための心理検査として世界各国で幅広く活用されている。目的に応じて質問項目が六〇問（ＧＨＱ-60）、三〇問（ＧＨＱ-30）、二八問（ＧＨＱ-28）が使用できる。診療所、病院、企業などで容易に短時間で実施できる。[*27*28] 出版元の日本文化科学社でも詳しい情報が入手できる。

ＣＭＩ（ＣＭＩ健康調査表）は、神経症、心身症のスクリーニング検査として、コーネル大学のブロードマン・

Kら（一九四九）により作成された質問紙法による検査である。心身両面にわたる自覚症状を短時間で網羅的に把握できるため、さまざまな現場で使用できる実用性の高い検査である。[*29][*30] わが国でも以前から幅広く使用されている。

職業性ストレス簡易調査票が最近注目されている。[*31] 本調査票は、厚労省「作業関連疾患の予防に関する研究班」ストレス測定研究グループが作成したものである。

本調査票は、①職業性ストレス因子の分析、②ストレス反応の分析、③ストレス因子とストレス反応との関連の分析、の三つの観点から、回答者が現在抱えているであろうストレス要因やその度合いを調べることを目的として作られている。項目数が五七と比較的少なく、簡単に測定・評価できるシンプルな構成となっている。

本調査票は、二〇一五年一二月からスタートした「ストレスチェック制度」で使用されるもので、労働者五〇人以上の事業所では一年に一回は実施することが義務付けられている。本制度の対象とならない者でも、厚労省のホームページで本調査票を見ることができるので、職場に関連したストレスを感じている方は、チェックしてみることを勧めたい。

・発症予防（一次予防）

∴脆弱要因・レジリエンス要因との関連

発症を予防するには、発症の危険性を高める要因（脆弱要因）を軽減させることと、発症を防御する要因（レジリエンス要因）を増強させることである。防御要因は、回復要因、回復力、レジリエンス要因と同義的に使用されている。

脆弱要因とレジリエンス要因のいずれについても、遺伝的要因、環境的要因、社会的要因に大別することができる。図２-２に示すごとく、脆弱要因レベルが高ければ疾病の方向に、逆にレジリエンスレベルが高ければ健康の

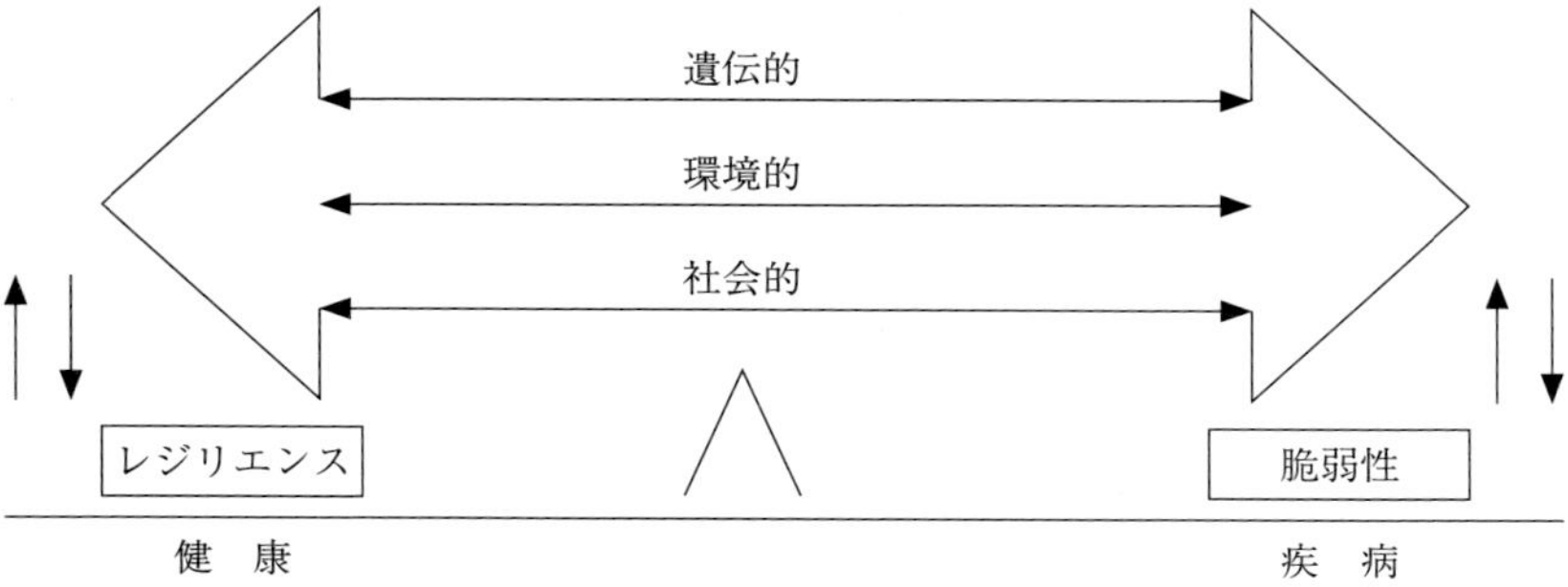

図2-2　脆弱性とレジリエンスの影響力が個人を疾病あるいは健康に向かわせることができる

ミハリ　Aらの文献（＊32）から引用し一部を改変

方向にシフトすることになる。言いかえれば、脆弱要因とレジリエンス要因のシーソーゲームにも例えられよう。[*32]

脆弱要因、レジリエンス要因のいずれについても実証された確定的な要因は現在のところ、残念ながらほぼすべての心の疾患について見出されていないものの、その中でも統合失調症、認知症についてはかなり研究が進んできている。

‥遺伝的脆弱要因

統合失調症、気分障害のいずれにおいても、双生児研究において、二卵性双生児に比べ遺伝的関連性の高い一卵性双生児における診断の一致率が高いことが示されている。

養子研究とは、両親のどちらかが精神障害者で出生直後から非精神病障害の養父母に育てられた養子と、非精神障害の両親の間に生まれ、二人のうちどちらかが精神障害である養父母に育てられた養子を多数集め、それぞれの養子群における精神障害の発症率を調べる方法である。

養子研究の結果でも生育環境より遺伝要因の関与がはるかに大きいことが明らかとなっている。しかし、遺伝要因が発症要因のすべてではなく、その一部であるにすぎない。

‥環境的脆弱要因

環境的脆弱要因については、統合失調症を対象にした研究で有意差が認められた要因を表2-17に示した。胎生期については母親の喫煙・飲酒・

表2-17　環境的脆弱要因

発達段階	要　　　因
胎生期	喫煙　飲酒　貧血　低栄養　父親の高齢　Rh血液型母子不適合 肺感染症　産婦人科感染症　インフルエンザ流行 ウイルス感染　原爆体内被曝　精神的ストレス　父親の喪失 精神疾患の罹患　低気温　都市居住
周産期	産科合併症（分娩時異常出血、感染症、早産など）
幼児期	親の不良な養育行動　母親の対人関係障害　家族の高い感情表出 障害された家庭環境　養育剝奪（母親・父親の不在） 施設入所　ストレスの多さ　精神的外傷
児童期	ストレスの強いライフイベント　不良な家族関係
青年期	陰性の家族環境　両親のコミュニケーションの歪み

統合失調症に関する研究で有意差が認められた要因を示した
小椋力の文献（＊33）から引用

貧血・低栄養・精神的ストレス、そして父親の高齢などである。幼児期については、親の子どもに対する不良な養育行動、親の施設入所・ストレスの多さなど、青年期では陰性の家庭環境、両親のコミュニケーションの歪みなどである。[*33]

‥社会的脆弱要因

統合失調症および関連した障害の疾患罹患率は、都市環境で育った子どもにおいて、そしていくつかの少数民族の集団において高い。アルコール依存症は、飲酒とアルコール中毒に対するその地域の文化的態度、アルコール入手の容易さ（値段も含む）など社会的、環境的な状況に影響を受ける。飲酒に対する寛容度が高い地域ではアルコール依存症の出現率が高く、入手が容易であっても出現率は高くなりやすい。

‥レジリエンス要因

レジリエンス要因のうち個人・環境要因を表2-18で示した。[*34]

個人要因としては、知能、物事に対する注意力などが高いほど、自己洞察力が高いほど、積極的な人生への展望を持っているほどレジリエンスレベルは高いことになる。家族・親族との関係が良好であるほど、地域の社会資源・機会に恵まれているほどレジリエンスレベルが高く、回復力が高いことになる。

レジリエンス要因のうち、心理的な側面を取り上げ、表2-19に示

表2-18　レジリエンス（回復力）に関与する個人・環境要因

1　個人要因
　1）認知能力（IQ、注意力、実行機能）
　2）能力・価値・信頼に関する自己洞察力（自己有効性、自己評価）
　3）気質・パーソナリティ（適応性、社会性）
　4）自己制御能力（衝動制御、気分・覚醒度の調整）
　5）積極的な人生への展望（期待感、意義ある人生との信念、信仰）

2　家族・親族との関係
　1）養育の質（温かさ、構造、観察、期待）
　2）有能な大人との親しい関係（両親、親戚、恩師）
　3）規制を守る同僚との付き合い（年長児期）

3　地域の社会資源・機会
　1）クラブ・宗教グループなどとの関係
　2）近隣住民の質（治安、集団指導者、図書館、レクリエーションセンター）
　3）社会福祉サービス・ヘルスケアの質

マスターン AS らの文献（＊34）を引用し一部を改変

表2-19　心理的レジリエンス因子

1　前向きな姿勢：楽観主義とユーモアのセンス
　楽観主義はレジリエンスを高める
　楽観主義は認知行動療法で学習できる

2　積極的な対処様式：解決を模索する、感情をコントロールする
　レジリエンスレベルの高い人は能動的対処様式をとる

3　柔軟性のある認知：逆境の意義を見出す
　失敗は成長に不可欠ということを認識する

4　倫理基準：核となる信念を受け入れる
　従うべき原則を人生の指針とする
　私心のない行動は自身の幸福を向上させる

5　運動：定期的に身体活動を行う
　運動は身体的、精神的な忍耐力にプラス効果
　気分や自尊心を高めることに有効

6　社会的支援、お手本となる人もしくは信頼のおける相談相手：
　支持的社会ネットワークを確立し、育成する
　レジリエンスレベルの高い人は、親しい間柄の人から強さを得ている
　社会的支援はストレスに対する安全網である

ハグルンド ME らの文献（＊35）を翻訳した田亮介の文献（＊36）から引用し一部を改変

した。前向きな姿勢、積極的な対処様式、逆境の意義を見出すなどの柔軟性のある認知（考え方）が指摘されている。[35][36]

・各疾患の早期発見・早期治療・発症予防

心の疾患には、「気分が沈む」、「不安を感じる」、「幻覚・妄想」、「性の違和感」など多くの自覚症状がある。さらに「癖がやめられない」、「人付き合いができない」、「眠れない」など行動上に問題が生ずる疾患もある。[37][38]それぞれについて、病態を含む症状、経過、治療などの詳細については、本書末尾の「一般向け図書の紹介」を参照し必要に応じて利用されたい。

本書では、各疾患の大まかな説明、早期発見・早期対策（早期二次予防）、発症予防（一次予防）に絞ってポイント事項のみを紹介した。取り上げた疾患名は精神医学専門領域では広く使用されているアメリカ精神医学会の診断基準（DSM-5）に従った。

∴うつ病

憂うつな気分と興味・関心が減退した状態で、落ち込んで好きなこともおっくうでやる気が出ない、考えがまとまらず仕事の効率も上がらないという状態が二週間以上続くとうつ病（抑うつ障害）と診断される。[39]うつ病の診断基準（アメリカ精神医学会、DSM-5）を表2-20で示した。

自己記入式の評価尺度はうつ病のスクリーニング、重症度のおよその判定に利用できる。ツング自己記入式うつ病評価尺度（SDS）が世界各国で広く使用されている。質問は「気分が沈んで憂うつだ」「泣いたり、泣きたくなる」「夜よく眠れない」「何となく疲れる」など二〇項目からなり、各項目は過去一週間の症状の有無によって一点から四点までの四段階で評価され、合計評点が三九点以下は正常、四〇～四七は軽症、四八～五五中等度、五六以上重症と判定される。記入は容易であり、一〇～一五分程度で回答できる。SDSの利用については診療所、病

表2-20　うつ病の診断基準

主となる症状	1	□	気分の落ち込みが続いている（抑うつ気分）。 憂うつで気分が落ち込んでおり、何をしても気持ちが晴れない。今までにないくらい寂しくなったり、絶望的な気持ちになる。
	2	□	何事にも興味が持てず、楽しいはずのことが楽しめない。 自分が大好きだったことに対しても興味が失われ、少しも楽しめない。また、以前はおいしいと思えていたものも、今はおいしいと感じられない。
そのほかの症状	3	□	よく眠れていない。 眠たいのに眠れない。寝つきが悪かったり、寝ついてもすぐに目が覚める。あるいは、逆に寝すぎてしまう。
	4	□	食欲がない。または、気力がない。 食欲が落ち、体重が減っている。あるいは、逆に食欲が出て食べすぎてしまう。
	5	□	疲れやすい。または、気力がない。 ちょっと家事をしたり、数時間働いただけで疲れ切ってしまったり、気力がなくなる。休んでも疲れが取れない。
	6	□	思考力や集中力が落ちている。 考えがまとまらず判断がつかなかったり、単純なことでもパッと決められなくなる。また、集中してテレビを見たり、新聞や本を読むのがつらい。
	7	□	動作や話し方がゆっくりになっている。 周りの人が気づくほど、動いたり話したりすることがゆっくりになっている。
	8	□	何でも自分のせいにし、責めてしまう（自責感）。 「自分はだめな人間だ」「家族や周りの人に申し訳ない」などと思う。
	9	□	生きていても、しかたがないと思う。 死んだほうがマシだと思ったり、自分のことを傷つけようとしたことがある。

１と２のどちらかに当てはまり、かつ、１～９のチェック項目のうち、５つ以上の症状がある。

＋

症状が一日中、かつ、２週間以上続いている。

＝

うつ病の可能性

尾崎紀夫の文献（＊39）を引用し一部改変

院などに相談されたい。

うつ病は各種の身体症状を伴うことが多い。[*40] 参考までにうつ病における身体症状の出現率を表2-21で示した。睡眠障害、疲労・倦怠感、食欲不振などはかなり高率にみられる。このこともあって、うつ病であるにもかかわらず、内科などの身体科を受診する場合は少なくない。うつ病の診断基準を充たす状態、ＳＤＳでうつ病が疑われるようであれば、専門家に相談されることを勧める。

表2-21　うつ病における各種の身体症状の出現率

（更井啓介、1979年による）

症状	出現率（%）	症状	出現率（%）
睡眠障害	82～100	めまい	27～70
疲労・倦怠感	54～92	耳鳴り	28
食欲不振	53～94	異常感覚	53～68
口渇	38～75	頭重・頭痛	48～89
便秘・下痢	42～76	背痛	39
悪心・嘔吐	9～48	胸痛	36
体重減少	58～74	腹痛	38
呼吸困難感	9～77	関節痛	30
心悸亢進	38～59	四肢痛	25
性欲減退	61～78	発汗	20
月経異常	41～60	振せん	10～30
頻尿	70	発疹	5

大熊輝雄の文献（＊40）から引用

うつ病の発症予防は、脆弱要因の軽減とレジリエンスの増強であるが、とくにパーソナリティの神経症的特性（神経症的な性格特徴）とストレスとなるライフイベント（家族の病気や死、離婚などの夫婦の不和、対人関係の不和、職場でのトラブル、経済的困窮、転居・転勤などによる生活環境の変化など）対策が重要である。パーソナリティ特性については、その特徴を理解し、その特徴に応じた対策が望まれる。ライフイベント対策については第３章第３・４節で詳しく述べたい。

∴不安症群

不安症群は、本群に含まれる各疾患に共通して認められる過剰な恐怖および不安と、それに関連する行動障害を含んでいる。恐怖は、現実の、または切迫していると感じる脅威に対する情動反応であり、不安は将来の脅威に対する予期である。不安症群のうち社交不安症の特徴は、他者によって注視されるかもしれない社交状況に関する著しい不安である。パニック症は、繰り返される

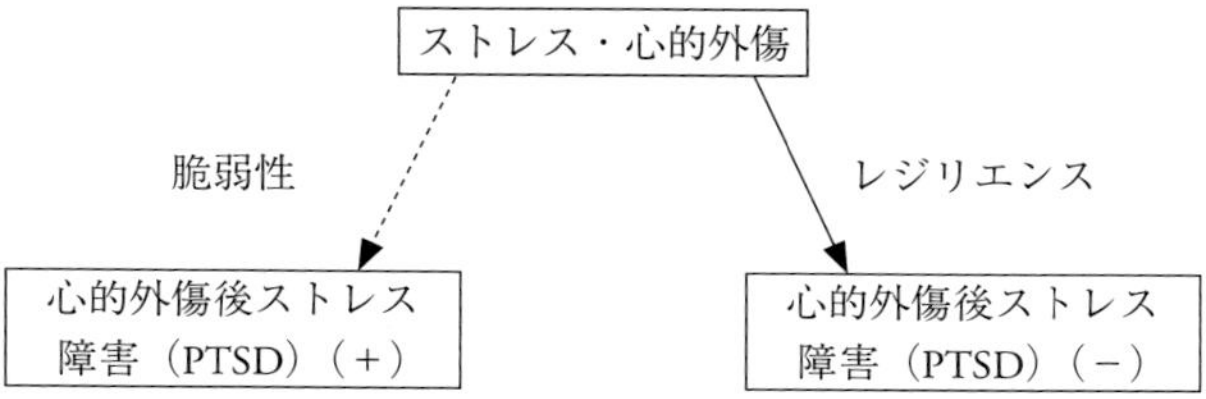

図2-3　精神医学におけるレジリエンスの概念

田亮介の文献（＊36）から引用し一部を改変

パニック発作（予期しない状況で突然に起こる激しい不安や恐怖の発作）を主な症状とする疾患である。

本症群の早期発見は、当事者の苦しみを伴うため気付かれやすいが、治療可能な疾患であるとの認識に欠ける場合が少なくない。早期治療として、薬物療法の適切な使用は有効であるが、主たる対応・治療は心理社会的対処であり、したがって心理教育、対人関係療法、家族療法、認知行動療法を受けることが望ましい。

・心的外傷後ストレス障害（ＰＴＳＤ）

ＰＴＳＤの臨床的特徴は、ひとつまたはそれ以上の心的外傷的出来事に曝されたのちに生じる特徴的な症状の発現であり、症状は多様である。例えば発症後に再び災害、事故、事件、犯罪などに直面したり目撃することにより、受けた外傷が契機となって、過去の体験が強い感情とともに一過性に再体験（フラッシュバック）されたり、再体験を起こしそうな場所を無意識に避ける（回避）などの行動が認められる。

ＰＴＳＤに罹患している者は、その症状のために苦しんでいる場合が多いので、早期発見は比較的容易である。問題は、苦しみを抱えながらも専門家に相談しづらく、早期治療が困難なことである。早期治療としては抗うつ薬、抗不安薬で目立つ症状を軽減させ、精神療法で不安への対処方法を身につけることになる。精神科医などの専門家に相談することを勧める。

発症予防は脆弱要因を軽減させ、レジリエンスレベルを増強させることである。図2-3に示すごとく、ストレス・心的外傷があった場合、脆弱性レベルが高くレジリエンスレベルが低ければＰＴＳＤが発症し、逆の関係であれば発症を防ぐことができるとの考え方である。具体的には拙著を参照されたい。[*41] レジリエンスとしては自分は卓越しているとの感覚、本人にとって苦痛のない生活、生活しやすい環境の整備、社会的サポートの良さが指摘されている。

∴統合失調症

本症は思春期に好発する疾患で、思考・情動・意欲など人格全体の障害をもたらす。アメリカ精神医学会の診断基準（DSM-5）によると、以下の五つのうち二つ以上、おのおのが一か月間ほとんどいつも存在する、これらのうち少なくともひとつは1か2か3である。即ち1妄想、2幻覚、3まとまりのない発語、4ひどくまとまりのない、または緊張病性の行動、5陰性症状、である。

本症の早期発見・早期治療に関して、精神病発症危険状態（ARMS）によくみられる症状を表2-22で示した。[*42] これらの症状は、本症に特異的ではなく、うつ病など他の疾患でも認められているので、本症の早期発見が遅れやすい。ARMS状態の若者が経験する一般的な問題と介入方法を表2-23で示した。[*43]

表2-22　精神病発症危険状態（ARMS）によくみられる前駆症状

1	集中力および注意力の低下
2	欲動および動因の低下
3	抑うつ
4	睡眠障害
5	不安
6	人付き合いからの引きこもり
7	猜疑心
8	役割機能の悪化
9	刺激性

ヤング ARらの文献（＊42）から引用

発症予防に関連して本症の脆弱要因には以下のことが知られている。遺伝要因は本症の危険性の決定に寄与する。妊娠中と出産時における低酸素症を伴う母親の合併症や父親が高齢であることは、発育中の胎児が本症を発症する危険性を高める。さらにその他の出生前と周産期における有害な事象、例えばストレス、感染、栄養失調、母親の他の医学的疾患の罹患は本症と関連があるとされている。[*44]

レジリエンス要因のうち本症に関連した事項は以下のごとくである。個人特性に関しては、自尊感情、肯定的自己評価、達成感、幸福感、偏見抵抗性の各レベルが高いこと、苦痛不耐性、トラウマ経験の各レベルが低いことが

表2-23　精神病発症危険状態（ARMS）の若者が経験する一般的な問題と介入の選択肢

問題	介入の選択肢
猜疑心／被害的思考	抗精神病薬療法　CBT
知覚的異常	抗精神病薬療法　CBT　対処技能の強化
妄想的思考	CBT
陰性症状	心理社会的アプローチ
不　安	抗不安薬療法　リラクゼーション療法　ストレス対処技法　CBT　マインドフルネス技法
怒り、いらつき	問題解決技法　CBT　リラクゼーション療法
抑うつ	抗うつ薬療法　CBT　行動活性化　マインドフルネス技法
睡眠障害	睡眠衛生についての心理教育
社会的引きこもり	CBT
集中力と注意力低下	認知矯正法
意欲と興味の低下	CBT
対人関係／家族関係の問題	家族支援／カウンセリング　家族集団療法
アルコールと物質使用	動機づけ面接　心理教育
住居／職業／学業の問題	問題解決技法　ケースマネジメント

CBT：cognitive behavioral therapy, 認知行動療法
フィリップス LJ らの文献（＊43）を引用し一部を改変

レジリエンスレベルの高さと関係している。家族・親族との関係については、病む親からのサポート不足を補う、親以外の家族メンバーとの間に支持的な関係を持つ、良好な支援体制を持つ、患者の将来に対して家族が希望を持つ、養育環境の改善、家族レジリエンスプログラムの利用などが高いレジリエンスレベルと関係している。

統合失調症をはじめとする精神障害の予防のために制御可能な脆弱要因とレジリエンスを表2-24に示した。これらは脆弱要因、レジリエンス要因に関する研究報告で、対照群と比較して有意に効果的であったと立証された事項を示した。これらの事項は、統合失調症を中心とした精神障害者を対象とした研究結果であるが、他の心の疾患にも適用できると思われる。

∴睡眠障害

睡眠障害は、従来、不眠症と同一のものと考えられていたが、現在では過眠も含めて多様な疾患を含むものとされている。アメリカ精神医学会の診断基準（DSM-5）には、睡眠・覚醒障害群と

表2-24　精神障害の予防のために制御可能な脆弱要因とレジリエンス

対象	脆弱要因	レジリエンス
親	妊娠中の喫煙・飲酒 妊娠中の有害な薬物の使用 虐待（苛酷な体罰　性的虐待　暴言） ネグレクト　養育の剝奪 不良な養育行動	愛着保障 親と子どもの将来に対する希望 親と子どもの良好な関係
家族		家族の子どもの将来に対する希望 親以外の家族との間に支持的関係 家族レジリエンス増強プログラムへの参加 安定した家族の人間関係 安定した家族経済
本人	異なる形での複数の不幸な体験 トラウマ的人生の出来事 死の体験 残虐行為の目撃	自己肯定感　自尊感情 卓越感　幸福感 報酬体験 規律遵守能力　積極的対処能力 適応能力 運動　食事　社会とのつながり 高い教育レベル　低い感情表出 身体の健康
社会	乏しい社会的サポート	良好な支援体制 社会的支援 宗教への参加 宗教指導者との定期的接触

脆弱要因、レジリエンスに関する研究報告で、対照群と比較して有意差が認められた要因を示した。

して不眠障害、過眠障害、ナルコレプシー、呼吸関連睡眠障害、睡眠時随伴症群が取り上げられている。[*45]

不眠障害は、睡眠・覚醒障害群のうちもっとも頻度が高く、本障害群の中核をなす障害なので、本書では睡眠障害のうち不眠障害を中心に述べたい。不眠障害の基本的特徴は、睡眠の開始や維持が困難（入眠困難、中途覚醒）との訴えを伴った睡眠の量と質に関する不満足感である。

早期発見・早期対応・早期治療については、不眠障害は不眠のために睡眠が不十分であると感じている場合がほとんどなので、早期発見が遅れることは少ない。問題は早期対応・治療が

表2-25　睡眠障害への対処　12の指針

1	睡眠時間は人それぞれ、日中の眠気で困らなければ十分
2	眠る前には刺激物を避け、自分なりのリラックス法を
3	眠たくなってから床に就く、就寝時刻にこだわりすぎない
4	同じ時刻に毎日起床
5	光の利用で良い睡眠
6	規則正しい３度の食事、規則的な運動習慣
7	昼寝をするなら、15時前の20～30分
8	眠りが浅いときは、むしろ積極的に遅寝・早起きに
9	睡眠中の激しいイビキや呼吸停止、 足のぴくつき・むずむず感は要注意
10	十分眠っても日中の眠気が強いときは専門医に
11	睡眠薬代わりに寝酒は不眠のもと
12	睡眠薬は医師の指示で正しく使えば安全

端結勝敬の文献（＊45）から引用

必要かどうかの判断である。判断材料として以下の事項に問題がなければ、現状のままで経過を観察すればよいと思われる。まず、睡眠時間の長さ、睡眠の深さは個人差が大きいので、不眠以外に食欲減退、その他の自覚症状がなく、日中に眠気がなく、日常生活に支障がなければ、医療機関を受診する必要はなかろう。

それでも不眠が気になるようであれば、表2-25の指針のうち、2の刺激物を避け、眠る前には自分なりのリラックス法を、3の眠たくなってから床につく、就寝時刻にこだわり過ぎない、4の毎日同じ時刻に起床、そのほか5、6、7、8に記載されていることを実行することも睡眠の質・量を改善することに役立つ。そして本項の末尾に述べる睡眠衛生を守るなど可能な努力を試みても不満足であれば、医療機関への相談が適当であろう。

睡眠障害の発症予防に関連して不眠障害の脆弱要因についてみると、遺伝に関しては不眠障害の有病率は二卵性双生児に比べ一卵性双生児で高く、また一般人口に比べ第一度親族（両親、子どもなど）で高い。遺伝との関連性はあるが、原因のすべてではない。気質要因としては、不安または心配しやすいパーソナリティ、覚醒亢進（自律神経の過覚醒状態）の素因は脆弱性を増大させる。

環境的要因として騒音、光、不快な高温あるいは低温は脆弱性を増大させる可能性がある。

発症予防・慢性化予防について重要なことは、睡眠衛生を守ることである。不適切な睡眠衛生は不眠障害を引き

表2-26　昼間の眠気指数のチェックリスト

判定基準	決して眠くならない	まれに眠くなることがある	時々眠くなる	眠くなることが多い
座って読書をしているとき	0	1	2	3
テレビを見ているとき	0	1	2	3
人がたくさんいる場所で座って何もしていないとき（たとえば会議中や映画を見ているときなど）	0	1	2	3
車に乗せてもらっているとき（１時間くらい）	0	1	2	3
午後横になって休憩しているとき	0	1	2	3
座って誰かと話をしているとき	0	1	2	3
昼食後静かに座っているとき	0	1	2	3
			合　計	

各質問について、あなたの気持ちにもっとも当てはまると思う番号を○で囲んでください
それぞれの評価点数の合計が11点以上だと睡眠時無呼吸症候群の疑いが強いと考えられます

鈴木一郎の文献（＊46）から引用

起こす。適切な睡眠衛生のための基本事項として次のことが指摘されている。①規則的な睡眠スケジュールを守り、就床時刻と起床時刻を一定にする、②着替えなどの就寝前の行動を一定にする、③朝起床時、できるだけ太陽の光を浴びるようにし、午後や夕方早い時間には適当な運動を毎日定期的に行う、④カフェインを含む飲み物など睡眠を妨げる物質はとらないようにする、などである。

不眠障害者の多くは、不眠が翌日の仕事や日中の行動能力に重大な支障をきたすとの過大な恐れを抱いており、眠ることが「達成されなければならない課題」のようになっている。こうした場合、睡眠に関する正しい知識を持ち、誤解を解くことが大切である。このようなケースでは、森田療法、認知行動療法なども有用である。

睡眠時無呼吸症候群は、約七時間の睡眠中に一〇秒間の無呼吸が三〇回以上みられる場合などの疾患で、治療しないと昼間に強い眠気が生

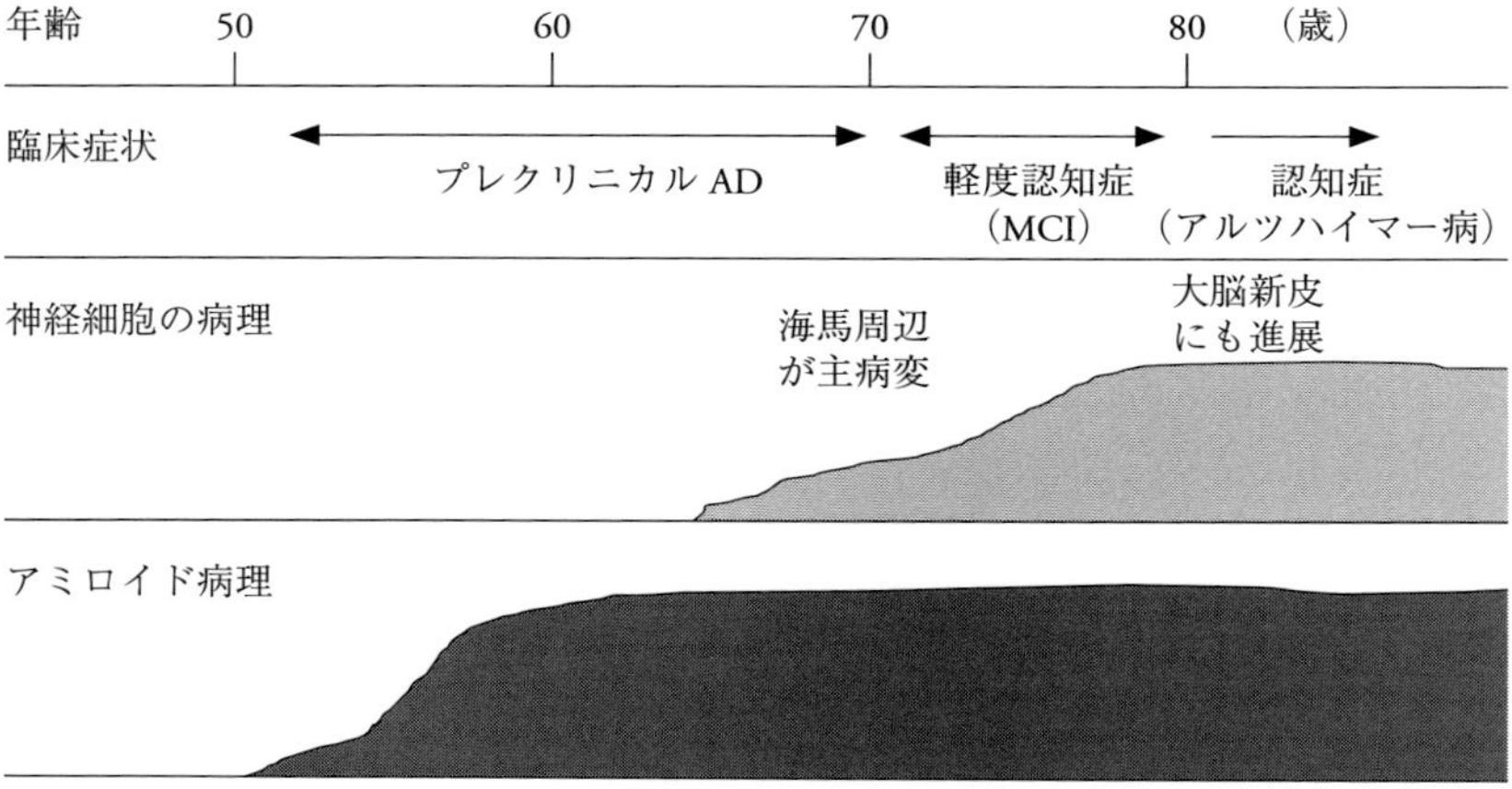

図2-4　アルツハイマー病の臨床と病理の経過

岩坪威の文献（＊47）から引用

じ各種の事故につながりやすいため近年とくに注目されている。睡眠時無呼吸のスクリーニングとして、「昼間の眠気指数のチェックリスト」を表２-26に示した。[＊46]

∴認知症

認知症は、アルツハイマー病（ＡＤ）、血管性認知症、前頭側頭葉変性症、レビー小体病などに分類されている。これらのうち頻度の高いＡＤと血管性認知症のみを取り上げた。認知症および軽度認知障害（ＭＣＩ）は、認知と各種機能の障害において連続したものである（図２-４）。

ＡＤによる認知症の病理（病気の理論）と経過は、図２-４のように臨床症状は認められていないものの、アミロイド（蛋白質の一種）が脳内に沈着している状態（アミロイド病理）が存在し、この状態はプレクリニカル（前臨床）ＡＤと定義されている。[＊47]

神経細胞内にタウ（タウ蛋白質）が沈着することによる神経細胞の脱落などがアミロイド病理に続いて出現する。この時期になると後に述べる各種の臨床症状が軽度ながら認められるＭＣＩの状態に至り、さらに進行するとＡＤと診断されることになる。それぞれの診断基準を表２-27、表２-28で示した。[＊48]軽度認知症と小神経認知症、認知症と大神経認知症は同じものである。

発症予防は、アミロイド病理が認められる段階のうち可能な限

表2-27　小神経認知障害の診断基準

A．１つまたはそれ以上の認知ドメイン（複雑性注意、実行機能、学習と記憶、言語、知覚－運動、社会的認知）で以前の活動レベルから明らかな認知障害を来している下記に基づく証拠がある。
　1．個人、よく知られた情報者、もしくは臨床家の認知機能における明らかな低下があるという考え、そして、
　2．認知パフォーマンス、標準化された神経心理学的試験による好んで表現される、またはそれなしで、別の定量された臨床評価における中等度に障害されている。
B．認知欠損が日常生活における自立性に対する能力を障害していない（例、料金の支払いや服薬管理といった日常生活の複雑な操作的活動が維持されているが、より努力が要るもの、代償性の対策、もしくは便宜を必要とするかもしれない）。
C．認知欠損はせん妄の経過でのみ現れるものではない。
D．認知欠損は他の精神疾患（例：大うつ病性障害、統合失調症）ではよりよく説明されない。

「小神経認知障害」と「軽度認知症」は同一である。

亀野陽亮の文献（＊48）から引用

表2-28　大神経認知障害の診断基準

A．１つまたはそれ以上の認知ドメイン（複雑性注意、実行機能、学習と記憶、言語、知覚－運動、社会的認知）で以前の活動レベルから明らかな認知障害を来している下記に基づく証拠がある。
　1．個人、よく知られた情報者、または臨床家の認知機能における明らかな低下があるという考え、そして、
　2．認知パフォーマンス、標準化された神経心理学的試験による好んで表現される、またはそれなしで、別の定量された臨床評価における相当に障害されている。
B．認知欠損が日常生活における自立性を障害している（例：最低限で料金の支払いや服薬管理といった日常生活の複雑な操作的活動における援助を必要としている）。
C．認知欠損は、せん妄の経過でのみ現れるものではない。
D．認知欠損は他の精神障害（例：大うつ病性障害、統合失調症）ではよりよく説明されない。

「大神経認知障害」と「認知症」は同一である。

亀野陽亮の文献（＊48）から引用

り早期に病的所見を見出すことであろう。しかしアミロイド病理が陽性であっても、陽性者すべてがＡＤを発症するわけではないので、発症の危険性を早期に判定することが重要であるが、その判定は現在のところ可能となっていない。

ＡＤに関連した最先端の研究結果の一部を紹介したい。[*49] ＡＤの前臨床段階（プレクリニカルＡＤ）におけるアミロイドβ、不安症状、認知機能が追跡調査された。その結果、ＡＤの前臨床段階においてアミロイドβ値が高いことは認知機能を低下させるとのこれまでの知見を支持するとともに、アミロイドβ値が高くとも、各個人が抱える不安を軽減することにより、認知機能の低下を防ぐことの可能性が示された。

脳内においてＡＤに関連する病理が進行していても、各個人の不安を軽減することでＡＤの臨床症状の進行を防ぐことの可能性が示されたことになる。

ＭＣＩ、ＡＤの臨床症状は、先に述べた診断基準に示されたごとく多様であり、個人差もあるが、進行段階に沿って述べると以下のごとくである。[*50] 初期段階（一～三年）では記憶障害で始まることが多い。物忘れが目立つようになり、同じことを何度も話したり聞いたりする。仕事上の大切な約束を忘れたり、判断力も低下して、少し複雑なことは理解できなかったり間違えたりする。

全体的に自発性が低下し、活動の幅が狭くなり、他人に対する細やかな配慮がなくなり、周囲に気付かれることもある。時にはそれまでの人格の傾向が先鋭化することもあり、几帳面、頑固、潔癖、性急などが極端になってくることもある。

中期（二～一〇年）では、記憶障害が次第に進行する。物をしまった場所を忘れ盗られたといって騒いだり（物盗られ妄想）、記憶の欠陥を繕うために作話（実際に体験していないことを、体験したと思い込んで話すこと）もみられる。自分を介護してくれている娘が分からなくなり、「どちら様でしょうか」などと言ったりする。行動障害として徘徊、夜間の不穏状態などがみられる。

表2-29　Mini-Mental State Examination（MMSE）

		質問内容	回答	得点
1	（５点）	今年は何年ですか	年	／1
		今の季節は何ですか		／1
		今日は何曜日ですか	曜日	／1
		今日は何月何日ですか	月	／1
			日	／1
2	（５点）	ここは何県ですか	県	／1
		ここは何市ですか	市	／1
		ここは何病院ですか		／1
		ここは何階ですか	階	／1
		ここは何地方ですか（例：関東地方）	地方	／1
3	（３点）	物品名３個（相互に無関係） 検者は物の名前を１秒間に１個ずつ言う。その後、被検者に繰り返させる 正答１個につき１点を与える。３個全て言うまで繰り返す。（６回まで） 何回繰り返したかを記せ　回		／3
4	（５点）	100から順に７をひく（５回まで） あるいは「フジノヤマ」を逆唱させる		／5
5	（３点）	３で提示した物品名を再度復唱させる		／3
6	（２点）	（時計を見せながら）これは何ですか		／1
		（鉛筆を見せながら）これは何ですか		／1
7	（１点）	次の文章を繰り返す 「みんなで、力を合わせて綱を引きます」		／1
8	（３点）	（３段階の命令） 「右手にこの紙を持って下さい」 「それを半分に折りたたんで下さい」 「机の上に置いて下さい」		／3
9	（１点）	（次の文章を読んで、その指示に従って下さい） 「目を閉じなさい」		／1
10	（１点）	（何か文章を書いて下さい）		／1
11	（１点）	（次の図形を書いて下さい）		／1
			合計得点	／30

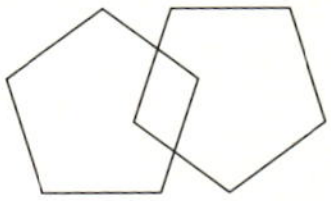

Folstein らによると、得点が20点以下の場合は、認知症の可能性が高い

大熊輝雄らの文献（＊51）から引用

表2-30　「老化によるもの忘れ」と「認知症によるもの忘れ」

「老化によるもの忘れ」	「認知症によるもの忘れ」
体験したことの一部を忘れる	体験したこと全体を忘れる
ヒントを与えると思い出せる	ヒントを与えても思い出せない
時間や場所などの見当はつく	時間や場所などの見当がつかない
もの忘れを自覚している	もの忘れを自覚していない
日常生活に支障はない	日常生活に支障がある

末期（八〜一二年）になると、知的機能はほとんど失われて、周囲に無関心になり、寝たきりで大小便の失禁がみられるようになる。最後には栄養障害による衰弱や感染症のため死に至る。

認知症の早期発見のために使用されている評価尺度には、長谷川式簡易知能評価スケール改訂版（ＨＤＳ－Ｒ）とMini-Mental State Examination（ＭＭＳＥ、表２－29）などがある。[*51] ＨＤＳ－Ｒは時間・場所など見当識に関する問題三問、記銘（新しい体験を覚える）・再生（記憶した内容を思い出す）四問、計算一問、言語の流暢性一問の計九問からなっており、総点数により二〇点以下を軽度以上の痴呆があると判断する。ＭＭＳＥはＨＤＳ－Ｒとほぼ同様の簡易テストであり、国際的に広く使用されている。これらの評価尺度で問題があれば、ＷＡＩＳ－Ｒその他の評価尺度を使用して詳しく判定することになる。参考までに「老化によるもの忘れと認知症によるもの忘れ」の違いを表２－30に示した。

認知症が疑われれば、各地域の保健所、精神保健福祉センター、診療所、病院などで可能な限り早期に相談されることが望ましい。

発症予防に関して多くの報告がある。予防に有効な栄養としてビタミンＢ・葉酸、ビタミンＣ、ベータカロチン、銀杏葉エキス、ω《オメガ》３不飽和脂肪酸など、医薬品としてスタチン、性ホルモン、コリンエステラーゼ阻害薬など、そのほか運動、認知トレーニングなど数多くの研究結果が報告されている。これらの報告を概観して朝田は以下のごとく述べている。[*52] 現在のところ高い評価を得ているのは運動と認知トレーニングであり、栄養に関しては低い評価となっているが、栄養は有用な防御要因だとする報告も少なくないとしている。運動療法と認知トレーニングについては、第３章第２節の「生活習慣の見直し」で詳しく述べたい。

血管性認知症の診断には、表2-28に示したごとく認知症の診断基準を満たすことと、多発脳梗塞症などの脳血管性疾患が認知障害を証明する中心的な疾患であることの確認が必要である。したがって脳血管性疾患に罹患しており、その精神症状として認知症にみられる症状が認められた場合、血管性認知症と診断されることになる。

血管性認知症に対する早期発見・早期治療・発症予防は、脳血管疾患対策と基本的に同一である。したがって脆弱要因としては、高血圧、糖尿病、喫煙、肥満、高コレステロール値、アテローム性動脈硬化と細動脈硬化をもたらす他の危険要因、心房細動、脳梗塞の危険を増加させる他の病的状態が含まれる。

血管性脳損傷が認知機能に及ぼす影響には、教育レベル、身体運動、精神的活動などがあるので、教育レベルが高く、身体運動、精神的活動が活発であれば、これらは血管性認知症のレジリエンス要因となる。

発症予防については、脆弱要因を軽減させ、レジリエンス要因を増強させることにある。したがって血管性認知症の大部分を占める多発性小梗塞、あるいは単独の大梗塞による虚血性脳血管障害による認知症は、その原因である脳梗塞の発症、再発を予防することによって防ぎうる予防可能な認知症である。予防するためには、生活習慣病（高血圧、糖尿病など）の早期発見と治療、およびライフスタイル（肥満、飲酒など）の修正によって脳血管障害の発症・再発を抑えることにつきる。より具体的な対策は第3章第2節で述べる。

∴フレイルと認知症

フレイルはfralityの日本語訳である。これまで「虚弱」、「老衰」、「脆弱」などの日本語訳が使われていたが、〝加齢に伴って不可逆的に衰えた状態〟といった印象を与えることから現在では上記の用語が使用されている。[*53]確かにフレイルは加齢とともに筋力や認知機能等が低下し、生活機能障害、要介護状態、そして死亡などの危険性が高くなった状態である。しかしフレイルは、健康と要介護状態の中間に位置する状態であり、適切な介入・支援により生活機能の維持と向上が可能である。

表2-31　脳ドック受診頻度の目安

		検査の頻度
あなたの年齢	50歳未満	５年ごと
	50～65歳未満	３年ごと
	65歳以上	２年ごと
高コレステロール血症、喫煙者		２年ごと
物忘れがひどい		２年ごと
親兄弟にクモ膜下出血あり		２年ごと
糖尿病または心筋梗塞の既往歴		毎年（頸動脈エコーも必要）
過去に異常所見ありと言われた		（専門医受診、健康保険が使える）
脳梗塞がある		毎年
脳動脈狭窄がある		毎年
脳動脈瘤がある		毎年
脳腫瘍（良性）がある		６カ月ごと

河瀬斌の文献（＊55）から引用

‥脳ドック

脳ドックとは、近年、ＭＲＩ（核磁気共鳴画像）、ＭＲＡ（造影剤を用いずにＭＲＩで脳血管を描出させる方法）など非侵襲的な中枢神経系の検査法が普及してきたことから、一九八八年頃から実施されるようになった脳の健康診断である。[＊54] 侵襲とは「病気」、「怪我」だけでなく「手術」、「医療処置」のような「体を傷つけること」を指す。一～二日間で実施されることが多い。通常、微小梗塞の有無、脳主幹動脈の閉塞性病変や脳動脈瘤の有無が調べられる。脳腫瘍が発見されることもある。

喫煙者、高コレステロール値の者、糖尿病、心筋梗塞の罹患ないし既往症のある者、高齢者は脳ドックを受けることが望ましい。肉食の好きな者、心筋梗塞、糖尿病の既往歴がある者は、頸部の動脈に狭窄がみられることが多いので、できれば頸動脈エコーを追加することが望まれる。参考のために脳ドック受診頻度の目安を表２－31で示した。[＊55]

第５節　おわりに

健康とは、まず疾病に罹患していない状態であるが、そのほかに身体的、精神的、社会的に良好であり、さらに自己の可能性の最大限の発揮に向けて機能する状態であるともされているので、健康レベルの幅は広い。したがって健康レベルには、単に疾患がない、病気がない状態である「健康」と身体的、精神的、社会的に安寧で、自己の可能性を具現化できる状態である「望ましい健康」の少なくとも二つのレベルに分けることができる。本書では、最終的に「望ましい健康」を獲得し維持することを目指した。

「望ましい健康」を求めるのであれば、まず、疾患に罹患してから対応・治療する受け身の姿勢ではなく、攻めの姿勢、すなわち「予防」の視点が不可欠であろう。予防は、発症の予防（一次予防）のみならず、早期発見と早期対応・治療も立派な予防対応（二次予防）である。「望ましい健康」を求めてより積極的に生きることについては、第3章で詳しく述べたい。

健康意識とは、各個人が自分の健康状態をどう判断しているかであり、すなわち健康状態の自己評価である。この自己評価は、医師の診察、検査所見などによる客観的評価に比べ、生命予後に対する予測力においてむしろ高いとの研究結果が報告されている。

各種臨床検査などによる客観的評価は、健康の維持・増進に不可欠ではあるが、自己の健康感も無視できないといえる。自己評価は、いつでもどこでも可能であり、費用もかからず手軽な健康評価法であるとともに、疾患の早期発見の契機ともなる。要するに自己の健康状態を意識することである。少なくとも一日に一回程度、例えば朝の洗顔時における健康チェックなどを勧めたい。具体的には睡眠・食欲、自覚症状の有無、健康感などを自問することである。

からだの健康力を可能な限り高いレベルに維持し、さらに増進させるためには、まずメタボリックシンドローム（「メタボ」）の有無をチェックし、あればその対策を講ずることである。本シンドローム対策は、高血圧症、糖尿病、脂質異常症等の予防、さらにはその延長線上にある心疾患、脳卒中などの予防につながり、要介護状態、半身麻痺を防止することになる。具体的な対策としては、生活習慣の見直しが有効であり、食生活、運動（運動不足の解消、筋力アップ、持久力アップ）、飲酒、喫煙が見直しの対象となる。

食生活については、年齢一二歳以上のほとんどの男性の場合、一日量として主食（ごはん、パン、麺）は「五～七つ」（ごはんであれば中盛で四杯程度）、副菜（野菜など）は「五～六つ」（野菜料理五皿程度）、主菜（肉、魚など）は「三～五つ」（三皿程度）、牛乳・乳製品は「二つ」（牛乳であれば一本程度）、果物は「二つ」（みかんであれば二個程度）が目安となる。食べ過ぎないこととバランスのとれた食事が重要となろう。食習慣の見直し目標を表2-32に示した。

表2-32　生活習慣の見直し目標

1　食事
- １日３回規則正しく
- 食事は１回20分以上かけてゆっくり食べ、満腹になるまで食べない
- 間食・夜食はひかえめ
- 熱い飲食物は最小限に
- 野菜は毎食、果物はできれば毎日１回
- 卵は１日３個以上食べない
- バター・マヨネーズは週２回程度
- 塩蔵食品・塩分は最小限
- 洋菓子・菓子パンは週２回以内
- 砂糖入りの飲み物を毎日飲まない

2　運動
- 毎日30分～１時間歩く
- 週１回は汗をかく運動

3　飲酒
- １日に日本酒１合（ビール中ないし多くても大瓶１本）以内

4　禁煙
- タバコは吸わない
- 他人のタバコの煙を避ける

5　皮膚
- 紫外線の強い日、時間帯になるべく外出を避ける
- 皮膚の乾燥に気をつける
- 若いうちから適切なスキンケアの習慣

6　眼
- 紫外線の強い日、時間帯はなるべく外出を避ける

7　その他
- 検診・健診は定期的に受ける

運動については、健康づくりのための身体活動基準と指針が示されており、身体活動は日常生活における労働、家事などの「生活活動」とスポーツ等の「運動」に分けられ、身体活動の強度は「メッツ」で示されている。運動不足解消のためには、一八～六四歳では三メッツ以上の強度の身体活動を毎日六〇分（＝二三メッツ時／週）、六

五歳以上では強度を問わず、身体活動を毎日四〇分（＝一〇メッツ時／週）の活動が勧められている。日常で気軽に無理なくできる有酸素運動はウォーキングであり、メタボリックシンドロームの予防には一日一万歩が良いとされている。まずは現状より一日に一、〇〇〇歩程度増やすことを目標に、可能な限り長い距離を歩くことが勧められている。

適正な飲酒量は、一日量としてビールであれば中瓶一本（五〇〇㎖、アルコール度数約五％）多くても大瓶一本、日本酒一合（一八〇㎖、アルコール度数約一五％）、ワインであればグラス二杯（二四〇㎖、アルコール度数約一二％）と示されている。高齢者における危険な飲み方、依存症につながる飲み方として、やけ酒、孤独のための一人酒、昼間からの飲酒、暇つぶしの飲酒などが指摘されている。

喫煙は、少なくともからだの健康に関して百害あって一利なしなので、禁煙が強く望まれている。禁煙はいつ実行しても遅過ぎることはないことが科学的に示されている。要は決断と実行であろう。

生命の危険をともなう疾患ではないが、生活の質に関係する骨強度の低下、視力・聴力の低下、皮膚の老化、歯の老化などがある。これらは生命現象における自然な過程であっても、ある程度に老化を遅らせることは可能であり、対策が示されている。したがって諦めるのではなく、無理をせず可能な範囲で取り組みたい。

心の健康力を高めることは、からだのそれと比べ容易ではない。その理由は、健康力をメタボリックシンドロームのように数値として客観的に示し難いからである。しかし心の健康についても各種の評価尺度が考案され、臨床の場で積極的に利用されている。例えば精神的健康度を総合的に評価するテストとして「ＧＨＱ（一般健康調査質問紙、ＷＨＯ版）」、神経症、心身症のスクリーニング検査として「ＣＭＩ（ＣＭＩ健康調査表）」、職業性ストレス因子の分析などを目的とした「職業性ストレス調査表」などがある。

心の疾患の発症予防（一次予防）のためには、発症危険要因（脆弱要因）を減弱させるとともに、発症を防ぐ防御要因（レジリエンス）を増強することである。心の疾患についての脆弱要因とレジリエンスは、現在のところ十

表2-33　心の健康度セルフチェックリスト

当てはまる項目をチェックしてみよう！

- □ 最近疲れやすい
- □ 気分が沈むことが多い
- □ 朝が特に無気力である
- □ 朝早く目が覚める
- □ 夜中に何度も目が覚めてしまう
- □ 食事がおいしくない
- □ 何をするにもおっくうである
- □ 頭痛が続いている
- □ 以前より自信がなくなった
- □ ささいなことをいつまでも気にする
- □ イライラしやすくなった
- □ 自分を責めることが多くなった
- □ 集中力がなくなった
- □ 死んでしまいたいと思うことがある

なし	心のバランスがとれています！ 心の健康度は良好です
１～２	心の健康度はおおむね良好です 少々疲れ気味でしょうか
３～４	ストレスがかなりたまっています 心の健康度は黄信号です
５以上	心の健康度は赤信号です もし、２週間以上、該当項目の症状が続いていたら、心療内科などの医療機関を受診して下さい

判定はあくまでも目安です。チェック項目が１つでも、症状が長く続いていれば医療機関を受診することをおすすめします

芝山幸久の文献（＊56）から引用

分に解明されてはいないが、統合失調症などの精神障害、認知症などについてはかなり明らかになってきている。この領域の研究の進展が強く望まれている。二〇一五年一二月からスタートした「ストレスチェック制度」は、心の疾患の一次予防、二次予防を目的に制定されており、この目的に沿った本制度の発展が期待されている。

心の疾患の二次予防（早期発見・早期治療）は、各個人が心の健康における異変に気付き、できるだけ早く保健所・精神保健福祉センター、病院、クリニックなどに相談することが望まれる。そのためには、心の疾患の症状、経過、治療、さらには早期発見・早期治療の重要性などについて一般市民の理解が必要である。一般市民向けの講演会、各種のパンフレット、ネット情報などが準備されているので利用できる。[*56]心の健康度のおよそを知ることができるセルフチェックリストを表２−33に示したので参考にしてほしい。

＊1　山崎喜比古「健康」『医学書院医学大辞典』（伊藤正男＝

井村裕夫＝高久史磨総編集）医学書院、八三八頁（二〇〇九年）
＊2　小野寺杜紀「健康（看護モデルにおける）」『医学書院医学大辞典』（伊藤正男＝井村裕夫＝高久史磨総編集）医学書院、八三八頁（二〇〇九年）
＊3　吉田勝美「健康寿命、健康長寿、健康年齢」『病気予防百科』（渡邊昌＝和田攻総監修）日本医療企画、四—七頁（二〇〇七年）
＊4　石原結實『新健康力大全』ＫＫロングセラーズ（二〇一三年）
＊5　田村慎一「予防」『医学書院医学大辞典』（伊藤正男＝井村裕夫＝高久史磨総編集）医学書院、二八三〇頁（二〇〇九年）
＊6　曽根啓一「予防医学」『医学書院医学大辞典』（伊藤正男＝井村裕夫＝高久史磨総編集）医学書院、二八三〇頁（二〇〇九年）
＊7　『国民衛生の動向・厚生の指標』厚生労働統計協会、増刊六三巻九号、八五頁（二〇一六年）
＊8　『図説：国民衛生の動向 2016/2017』厚生労働統計協会、三二一—三二二頁（二〇一六年）
＊9　「生活習慣病の知識と予防」『家庭の医学第３版』（川名政敏総監修）成美堂出版、八二七—八四八頁（二〇一六年）
＊10　「高血圧」『家庭の医学第３版』（川名政敏総監修）成美堂出版、五七三—五七五頁（二〇一六年）
＊11　須賀万智「血圧」『病気の予防百科』（渡邊昌＝和田攻総監修）日本医療企画、一八—一九頁（二〇〇七年）
＊12　須賀万智「血圧」『病気の予防百科』（渡邊昌＝和田攻総監修）日本医療企画、一八—一九頁（二〇〇七年）
＊13　須賀万智「血清脂質」『病気の予防百科』（渡邊昌＝和田攻総監修）日本医療企画、二二—二三頁（二〇〇七年）
＊14　須賀万智「糖代謝」『病気の予防百科』（渡邊昌＝和田攻総監修）日本医療企画、二四—二五頁（二〇〇七年）
＊15　「肥満症」『家庭の医学第３版』（川名政敏総監修）成美堂出版、五七八—五七九頁（二〇一六年）
＊16　「がん」『家庭の医学第３版』（川名政敏総監修）成美堂出版、六七六—六七七頁（二〇一六年）
＊17　古野純典「がんになりやすい、なりにくい」『病気の予防百科』（渡邊昌＝和田攻総監修）日本医療企画、二一八—二一九頁（二〇〇七年）

＊18　須賀万智「腫瘍マーカー」『病気の予防百科』（渡邊昌＝和田攻総監修）日本医療企画、三四―三五頁（二〇〇七年）
＊19　井上哲郎「骨粗鬆症」『医学書院医学大辞典』（伊藤正男＝井村裕夫＝高久史磨総編集）医学書院、九八六―九八七頁（二〇〇九年）
＊20　杉森裕樹「骨密度検査」『病気の予防百科』（渡邊昌＝和田攻総監修）日本医療企画、七八―七九頁（二〇〇七年）
＊21　緒方裕治＝上野聰樹「視力と視野」『病気の予防百科』（渡邊昌＝和田攻総監修）日本医療企画、七〇―七一頁（二〇〇七年）
＊22　川北哲也＝坪田一男「視力・視覚」『病気の予防百科』（渡邊昌＝和田攻総監修）日本医療企画、一七二―一七三頁（二〇〇七年）
＊23　小川郁「聴覚検査」『病気の予防百科』（渡邊昌＝和田攻総監修）日本医療企画、七六―七七頁（二〇〇七年）
＊24　高橋元次「皮膚の老化防止」『病気の予防百科』（渡邊昌＝和田攻総監修）日本医療企画、一八二―一八三頁（二〇〇七年）
＊25　鴨井久一「歯周病」『医学書院医学大辞典』（伊藤正男＝井村裕夫＝高久史磨総編集）医学書院、一一六四頁（二〇〇九年）
＊26　中川種昭「う蝕や歯周病の検査」『病気の予防百科』（渡邊昌＝和田攻総監修）日本医療企画、八六―八七頁（二〇〇七年）
＊27　須藤信行「ＧＨＱ」『現代精神医学事典』（加藤敏ら編集）弘文堂、三七七頁（二〇一一年）
＊28　Goldberg DP（日本版著者：中川泰彬＝大坊郁夫）「日本版ＧＨＱ30」日本文化科学社
＊29　森岡由紀子「ＣＭＩ」『現代精神医学事典』（加藤敏ら編集）弘文堂、三七八頁（二〇一一年）
＊30　Brodman Kら（日本版構成：金久卓也＝深町建）「Cornell Medical Inde CMI 健康調査表」三京房
＊31　厚生労働省「職業性ストレス簡易調査表」http://www.mhlw.go.jp/bunya/roudoukijyun/--/dl/150803-1.doc
＊32　Mihali A＝Subramani S＝Kaunitz G et al「Modeling resilience to schizophrenia in genetically modified mice: a novel approach to drug discovery」Expert Rev Neurother, 12: 785-799, 2012

*33 小椋力「精神障害における脆弱要因」『予防精神医学』星和書店、四四頁（二〇一六年）

*34 Mastern AS＝Powell JA「A resilience framework for research, policy and practice」『Resilience and vulnerability』（Lutharssed）Cambridge University Press New York, p1-25（2003）

*35 Haglund ME＝Nestadt PS＝Cooper NS et al「Psychobiological mechanism of resilience: relevance to prevention and treatment of stress related psychopathology」Dev Psychopathol 19: 889-920, 2007

*36 田亮介「PTSDにおけるレジリアンス研究」『レジリアンス―現代精神医学の新しいパラダイム』（加藤敏＝八木剛平編集）金原出版、七六―九二頁（二〇〇九年）

*37 「こころの不調」『家庭の医学第3版』（川名政敏総監修）成美堂出版、二二八―二二九頁（二〇一六年）

*38 「行動がおかしい」『家庭の医学第3版』（川名政敏総監修）成美堂出版、二三〇―二三一頁（二〇一六年）

*39 尾崎紀夫「その症状、〝うつ病〟かもしれません」『よく分かるうつ病』（尾崎紀夫総監修）NHK出版、一一―四四頁（二〇一六年）

*40 大熊輝雄「気分障害、感情障害、躁うつ病」『現代臨床精神医学改訂第12版』（大熊輝雄原著）金原出版、三七〇―三九九頁（二〇一三年）

*41 小椋力「心的外傷後ストレス障害」『予防精神医学』星和書店、一一〇―一一五頁（二〇一六年）

*42 Young AR＝Klosterkötter J＝Cornblatt B et al（針間博彦＝高柳陽一郎訳）：ARMSと予測．Jackson HJ and McGorry PD（eds）：The recognition and management of early psychosis: a preventive approach, second edition, Cambridge University Press, London, 2009［水野雅文＝鈴木道雄＝岩田仲生（監訳）：早期精神病の診断と治療、医学書院、p80-102, 2010］

*43 Philips LJ＝Addington J and Morrison AP（松本和紀＝大室則幸訳）：ARMSの治療．Jackson HJ and McGorry PD（eds）：The recognition and management of early psychosis: a preventive approach, second edition, Cambridge University Press, London, 2009［水野雅文＝鈴木道雄＝岩田仲生（監訳）：早期精神病の診断と治療、医学書院、p103-119, 2010］

*44 小椋力「統合失調症」『予防精神医学』星和書店、七九―九二頁（二〇一六年）

*45 端結勝敬「不眠症、睡眠障害」『病気の予防百科』（渡邊昌＝和田攻総監修）日本医療企画、五〇〇―五〇一頁（二〇〇

七年）

＊46　鈴木一郎「睡眠時無呼吸症候群」『病気予防百科』（渡邊昌＝和田攻総監修）日本医療企画、四六―四七頁（二〇〇七年）

＊47　岩坪威「特集　認知症の最近の課題　J・ANDIの意義と今後の展開」神経内科、77巻六〇六―六〇九頁（二〇一二年）

＊48　亀野陽亮「神経認知障害」『臨床家のためのＤＳＭ-５虎の巻』（森則夫＝杉山登志郎＝岩田泰秀編著）日本評論社、一一七頁（二〇一七年）

＊49　Pietrzak RH＝Lim YY＝Neumeister A et al「Amyloid-β, anxiety and cognitive decline in preclinical Alzheimer's disease: a multicenter prospective cohort study」JAMA Psychiatry, 72: 284-291, 2015

＊50　大熊輝雄「器質性精神障害」『現代臨床精神医学改訂第12版』（大熊輝雄原著）金原出版、一五六―二〇四頁（二〇一三年）

＊51　大熊輝雄「付表 -Mini-Mental State Examination（MMSE）」『現代臨床精神医学改訂第12版』（大熊輝雄原著）金原出版、五四二頁（二〇一三年）

＊52　朝田隆「Alzheimer病予防としての運動療法と食事療法」神経内科、77巻、六一〇―六一六頁（二〇一二年）

＊53　荒井秀典「フレイルの意義」日老医誌、51巻、四九七―五〇一頁（二〇一四年）

＊54　黒田敏「脳ドック」『医学書院医学大辞典』（伊藤正男＝井村裕夫＝高久史麿総編集）医学書院、二一八〇頁（二〇〇九年）

＊55　河瀬斌「脳ドック」『病気予防百科』（渡邊昌＝和田功総監修）日本医療企画、八四―八五頁（二〇〇七年）

＊56　芝山幸久「あなたのストレス度チェック」『病気予防百科』（渡邊昌＝和田攻総監修）日本医療企画、五二八―五二九頁（二〇〇七年）

第3章　「望ましい健康」で生きるには――

第1節　百寿者に学ぶ

・百寿

用語「百寿」は、医学関係の辞書には見出せないが、『大辞林』（第三版、三省堂）には、「百歳以上の人」と記されている。我が国における百寿者数は年々増え続け、現在では六一、五六八人（女性割合：八七・三％、厚生労働省、二〇一五年九月）に至っている。この数はさらに増加すると予測されている。

国内最高齢者は現在のところ、女性で一一五歳、男性では一一二歳である（日本経済新聞、二〇一七年二月一日）。過去のデータで、確実な記録が残る史上最高齢者はフランス人女性（一二二歳一六四日）で、日本人では一一六歳の女性である。したがって、寿命の限界は現在のところ一一五～一二〇歳くらいであろうか。

・健康百寿

長寿県とされている沖縄で、百寿者研究を長年にわたって実施してきている鈴木信琉球大学名誉教授は、外見上健康と思われる在宅の百寿者について各種の健康チェックを実施した。[*1] その結果を以下のごとく総括している。

多少の貧血と心筋代謝障害と心臓弁の石灰化を伴う逆流と各種の不整脈を持っているが、心臓ポンプ機能は代償されている。大動脈を中心に石灰化、線維化が進み、血圧はほぼ正常であるが変動が大きく、血液の還流は必ずしもスムーズではなく、浮腫が出没している。呼吸機能は肺の線維化や肺気腫の傾向にあり、肺炎の準備状態になっている。肝機能は正常範囲内にある。

以上のことから、いわゆる健康百寿者では、ある臓器機能に障害があってもほかの機能で補っている。したがって、ホメオスターシス（筆者注：恒常性）の幅は小さくなっているといえる。すなわち、健康百寿者では加齢変化は徐々に進んでおり、健康状態を維持する恒常性の幅も小さくなっているが、臓器の働きは代償されているといえよう。

・虚弱百寿

健康百寿でない百寿には、例えば一般に使用されている「寝たきり老人」、「ぼけ老人」、「要介護老人」、「人工長生き老人」などが含まれている。鈴木教授によると、百寿者調査を開始した一九七五年頃ではほとんどの百寿者は在宅で自活していた。しかし近年では百寿者が増えた一方、老人ホームに収容されている虚弱百寿者が、百寿者の半数に相当するまで増えたと述べている。[*1] 百寿者の日常生活動作（ＡＤＬ：食事、歩行、入浴、トイレ、更衣、移動、排尿・排便などの動作が含まれる）能力は低下してきている。すなわち百寿者の数は増えているが、百寿者の健康状態の平均値は悪化しているといえる（図３-１）。

・望ましい百寿者

健康百寿であるのみならず、生きがいを持って積極的に生きている百寿者がいる。「成功百寿」、「傑出百寿」と称される百寿者も、望ましい百寿といえるであろう。手元の資料の中から著者の独断で望ましい百寿者を選び紹介したい。

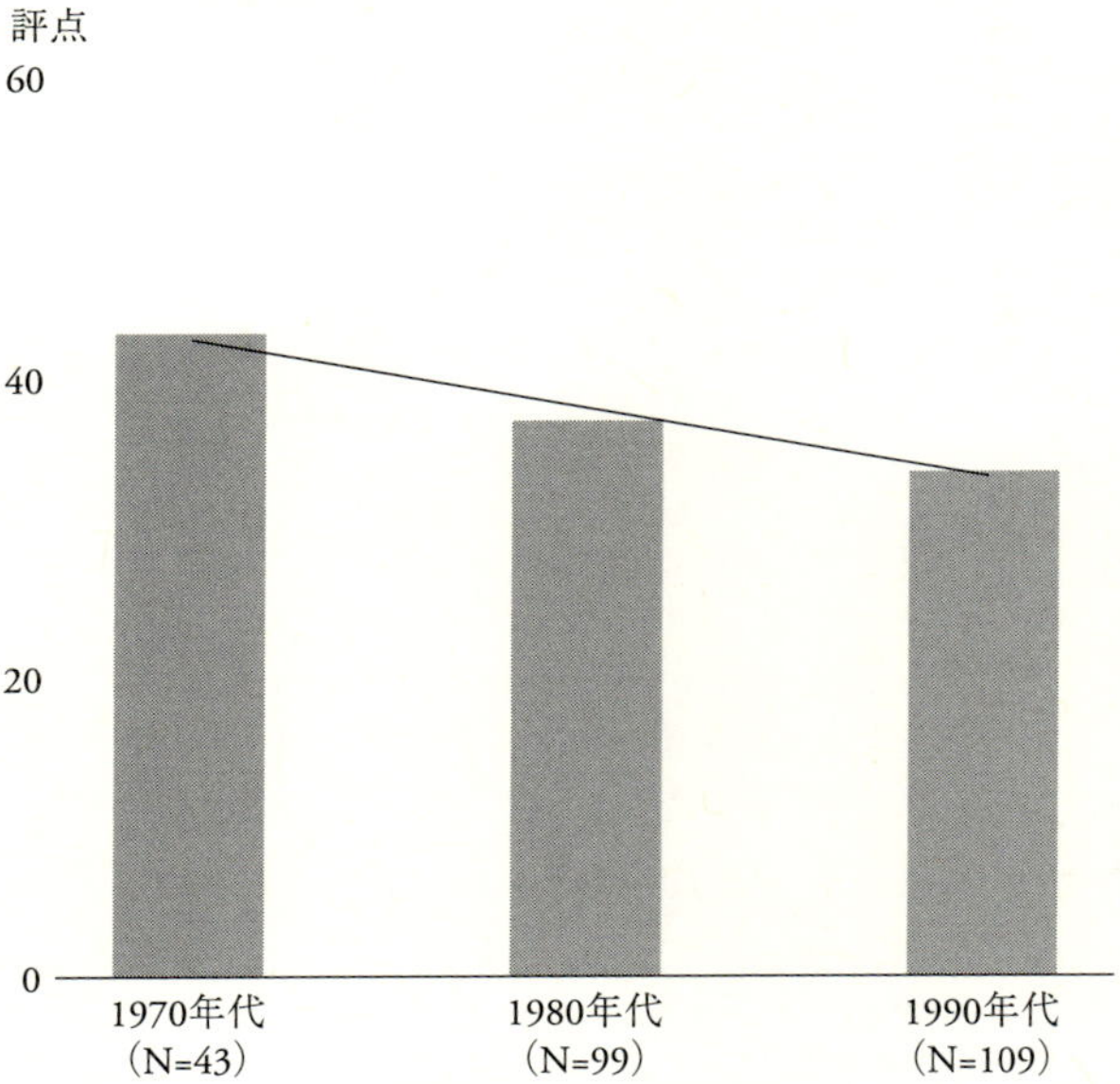

図3-1　百寿者の調査時別日常生活動作評点

鈴木信の文献（＊１）を引用し一部を改変

・初詩集を九九歳で上梓した柴田トヨ氏

柴田トヨ氏は、九〇歳を過ぎてから詩作をはじめ、新聞に投稿を続ける。二〇一〇年三月（九九歳）に初詩集『くじけないで』を上梓し、一五〇万部を超えるベストセラーとなった。[*2] 同書は韓国、台湾で翻訳出版され、イタリア、スペインでも刊行が予定されている。詩集『百歳』（二〇一一年）の巻頭で著者は、「あふれるような気持ちを詩にして、人生の終わりに花を咲かせることができました」と書き記している。

祝辞として詩人新川和江氏は以下のごとく述べている。[*2]

「四〇歳からの顔は、自分が責任を持てと、昔からよく言われております。トヨさんは九〇年をかけて、新聞広告などでしばしば大きく扱われているあ

表3-1　毎日を穏やかに〝ちょうどよく〟生きるためのヒント

1　生き方
- あらゆる不幸は人と比べることから始まる
- 執着しすぎると本当に必要なものを見失う
- 自分のなすべきことをやり通す覚悟を持つ

2　暮し
- 80代でも新しい趣味を始められる
- さみしくなったら緑を育ててごらん
- 誰かと話すだけで心は温かくなる

3　健康
- 「ちょっと不便」なくらいが体にはちょうどいい
- 眠れないときは無理して寝なくていい
- 急病か入院は骨休めのチャンス

4　やさしさ
- 1ミリでも誰かのお役に立てているか
- 「温かい言葉」以外は禁物
- いい歳して見返りなんて求めなさんな

高橋幸枝の文献（＊3）の一部を引用

のお顔を、おつくりになりました。武家育ちのような品格といい、風に吹かれて咲いた花のような、あの微笑―。人々に生きる力を与えてくださる詩も、慕われ尊敬される要素を十分に具えてはおられますけれど、あのお顔こそ、トヨさんの最大の傑作であると、感服しつつ、私は拝見しております」。

‥『こころの匙加減』を一〇〇歳で刊行した現役精神科医の高橋幸枝氏

精神科医高橋幸枝氏は、満一〇〇歳を迎えた現在でも医療法人の理事長を務め、病院のみならず患者の運営する共同生活を援助する施設の運営に携わっている。[*3] そして満一〇〇歳を迎え単著『こころの匙加減』を上梓し、現在のところ一〇万部以上が読者に届けられている。

同氏は、「はじめに」で以下のごとく述べている。

「〝恩送り〟ではないですが、精神科医として半世紀にわたり、患者さんたちから学ばせていただいたことが、より多くの皆様の生きるヒントになればとペンを執った次第です」。著書の内容のうち、重要と思われる事項の一部を表3-1で示した。

著者は「生きるヒント」を実行することについて以下のごとく述べている。[*3]「『生きるヒント』といっても難しいことではなく、多くの人に実施してもらいやすいことばかりである。『やろう』と思えば簡単に実践できるが、さぼってしまいやすい。そのとき『やる』か『やらない』か一〇秒間考えるようにしている。その瞬間に心が不安定だと一〇秒間の問答が難しくなるので、普段から心を穏やかにしておくことが大切。そのためには迷い過ぎないことが肝心である。それには、普段から自分の『ちょうどよい匙加減』を知っておくことだ」。

∴一〇〇歳を超えて執筆・講演活動を続ける日野原重明氏

日野原先生は、内科医で聖路加国際病院理事長・名誉院長、聖路加看護大学名誉学長のほか多くの役職を持ち、一〇〇歳を超えて執筆・講演活動を続けておられたが、二〇一七年七月に逝去された。ご冥福をお祈りしたい。

筆者は、二〇一〇年頃、那覇市民会館で開催された先生の講演会に参加した。一〇〇歳直前だったと思うが、介助されることなく登壇し、一時間近くの間、司会者から勧められた椅子に座ることなく、身振り手振りを交えて壇上を動きながら講演された。講演終了時には満席の会場から盛大な拍手が続いた。それは、講演内容の魅力もさることながら、百寿を迎えなお健康である同氏に対する声援（エール）だったと思う。

日野原先生は、キリスト教徒である両親に生み育てられ七歳で洗礼を受けられた。先生のキリスト教徒としての信条が、その後の人生に大きな影響を与えたと思われる。一〇歳ころ、母親は命の危機を迎えるが適切な医療のために救われたこと、学生時代に結核に罹患し休学の経験を余儀なくされたことは、医学・医療の重要性、さらには予防医学の必要性を強く意識する契機となったのではないか。四〇歳時、アメリカ・エモリ大学に留学されるが、患者参加型医療、終末医療を学ばれるなど国際的な視野をいっそう広げられることになったと思われる。

「よど号ハイジャック事件」に、五八歳時に遭遇されるが生還を果たされた。この事件は先生に「受けた恩を返したい気持ち」をさらに強化させたと思われる。一〇二歳時、認知症に罹患していた最愛の奥様を一〇年以上も看病した後、失うつらい経験をされた。上記のごとき経歴・経験等があって、先生の人生に対する姿勢が培われたと思われる。

先生の著書は、医学・看護学に関するものはもちろんのこと、一般市民向けの書籍も多く数えきれない。中でも

『生き方上手』（二〇〇一年）は一二〇万部以上のベストセラーとなった。[*4] 著作の中に多くの名言がある。例えば、長生きの秘訣は3Vであり、ひとつは vision（先見性）、そして venture（冒険）、victory（勝利）である。勝利は、先見性と冒険があれば自然に与えられるとしている。

そのほか、「『いのち』」に対する謙虚さが大切」、「生きがいとは自分を大切にすること」、「自分のために生きようとする時、その人はもう孤独ではない」、「自分の財産・地位・名誉を得るために全力投球する人は多いが、財産やお金より大切な自分の命のために全力投球している人は少ない」などである。ここに紹介したのはごく一部であり、詳しくは先生の著作を読んでほしい。

∴一〇二歳で水泳の世界記録を持つ長岡三重子氏

長岡三重子氏と次に紹介する宮崎秀吉氏に関する記事が、「みなぎる超円熟アスリート」の大見出しで、朝日新聞（二〇一七年三月二三日、朝刊）に掲載された。記事をそのまま紹介したい。

「一〇二歳の長岡三重子さんがプールに入った。一〇〇～一〇四歳の部で短水路、長水路合わせて一八個の世界記録を持つ。……専属コーチをつけ、本格的に泳ぎ始めたのは九一歳になってからだ。理由は『マスターズ水泳の世界選手権で金メダルが欲しいから』。九二歳で取ると、今度は『世界記録を樹立したい』の向上心を保ち続けた。長男の宏行さん（七六）は、『みんなから褒められ、充実感と達成感に満ちあふれている。それがまた次の活力につながる』」。

∴一〇五歳で一〇〇メートルを四二秒二二で走った宮崎秀吉氏

「宮崎秀吉氏（一〇六歳）は、『砲丸投げで三メートル二五の世界記録を持つ』。五歳刻みの年齢別で競うマスターズ陸上に出場し始めたのは九二歳の時だ。……一昨年九月京都府大会の一〇五歳以上の部で一〇〇メートルを四二秒二二で走った。ゴールした後に、ウサイン・ボルト（筆者注：陸上選手・北京五輪金メダリスト）のポーズのまねをする姿が動画で配信され、世界を沸かせた。……『負けん気だなぁ。負けるのが嫌』。一〇〇歳を超えて競技を続けてきた原動力を聞くと、そう答えた。食欲も元気の源だ。朝食はパンのほか、ブロッコリー、ハム、バナナ、お餅、牛乳など、夕食には週五日、薄切り牛肉を三〇グラムずつ食べる。ちらしずしやカレーライスも好物だ」。

同紙に、上記の記事に関連して以下のコメントが紹介されている。

「宮崎さんと長岡さんを含め一〇〇歳以上の高齢者八〇〇人と会った慶大医学部百寿総合研究センターの広瀬信義教授は、『(長寿の人には) 幸福感の高い方が多いが、二人には特に意欲がみなぎっている。家族が同居して支えていること、運動を続けていることで家族以外の社会とつながっていることも大きい』と話す」。

∴沖縄の百寿者A氏の日常生活

鈴木信名誉教授の著書『百歳と語る』の中からA氏を紹介したい。[*5]

「本部半島に住む渡〇地〇龍さんは一〇四歳になった。九七歳の時に妻を亡くした。三人の子供はそれぞれおじいを引き取ることを申し出た。しかし、彼はそれを断った。『独り暮らしのほうが誰にも気がねをする必要がなくて気楽だ』と彼は口癖のように言った」。

A氏は日記を書いていた。「毎日の出来事が克明に彼の日記に書かれていた。朝六時に起きて、畑に行く。菜っ葉の種を蒔き、オクラとキャベツの収穫をする。朝食はご飯と大根の味噌汁。自家製のニンニク酒を少々。当日収穫のオクラとキャベツを自転車に乗せて小売に行く。帰りに肥料を一袋買っておかずのグルクン(魚)を買う。午後は友人が来て昔話をした。夕方は魁皇(彼のひいきの相撲取り)を応援する。夜は三線《サンシン》を弾く」。

第2節　生活習慣の見直し

高血圧症、糖尿病、高脂血症、肥満症などのメタボリックシンドロームをはじめ、がん、さらには認知症は、第

表3-2 生活習慣の見直し

1	生活習慣病・がん・認知症などの疾患治療・予防、望ましい健康のために見直しが必要
2	食生活
3	運動
4	飲酒・喫煙
5	ストレス対策
6	その他

表3-3 食生活の見直し

1	バランスのよい食事
2	５大栄養素
3	若年世代の食生活
4	思春期・青年期の食生活
5	生活習慣病世代の食生活
6	高齢期の食生活

２章第３節で述べたごとく生活習慣に問題があって発症することが多い。これらの疾患にすでに罹患している場合はもちろんのこと、現在のところ疾患の診断基準を満たしていないが、検査値に異常が認められるいわば境界状態にある場合、さらには今後の疾患予防のためにも生活習慣の見直しが必要であり、かつ有効なのである。「望ましい健康」のためにも生活習慣の見直しが重要と考えられる。第２章で生活習慣の見直し目標の概略を表２-32で示したが、本章では生活習慣のうちもっとも身近で重要な事項である食生活、運動、飲酒、喫煙、ストレス対策についてより具体的に述べたい（表３-２）。

・食生活

食生活に関して考慮すべきことは、まずバランスのとれた食事をとることである（表３-３）。このことに関して「食事バランスガイド」が厚生労働省[*6]と農林水産省[*7]の共同作業により平成一七年六月に策定された。この「バランスガイド」は、望ましい食生活についてのメッセージを示した「食生活指針」を具体的な行動に結びつけるものとして、一日に「何を」「どれだけ」食べたらよいかの目安をわかりやすくイラストで示したものである（図３-２）。「食事バランスガイド」は、「コマ」をイメージとして描くことで、食事バランスが悪くなると倒れてしまうことを表現している。水分を「コマ」の軸として食事の中で欠かせない存在であることを強調し、運動することで「コマ」が安定して回転することを表現している。

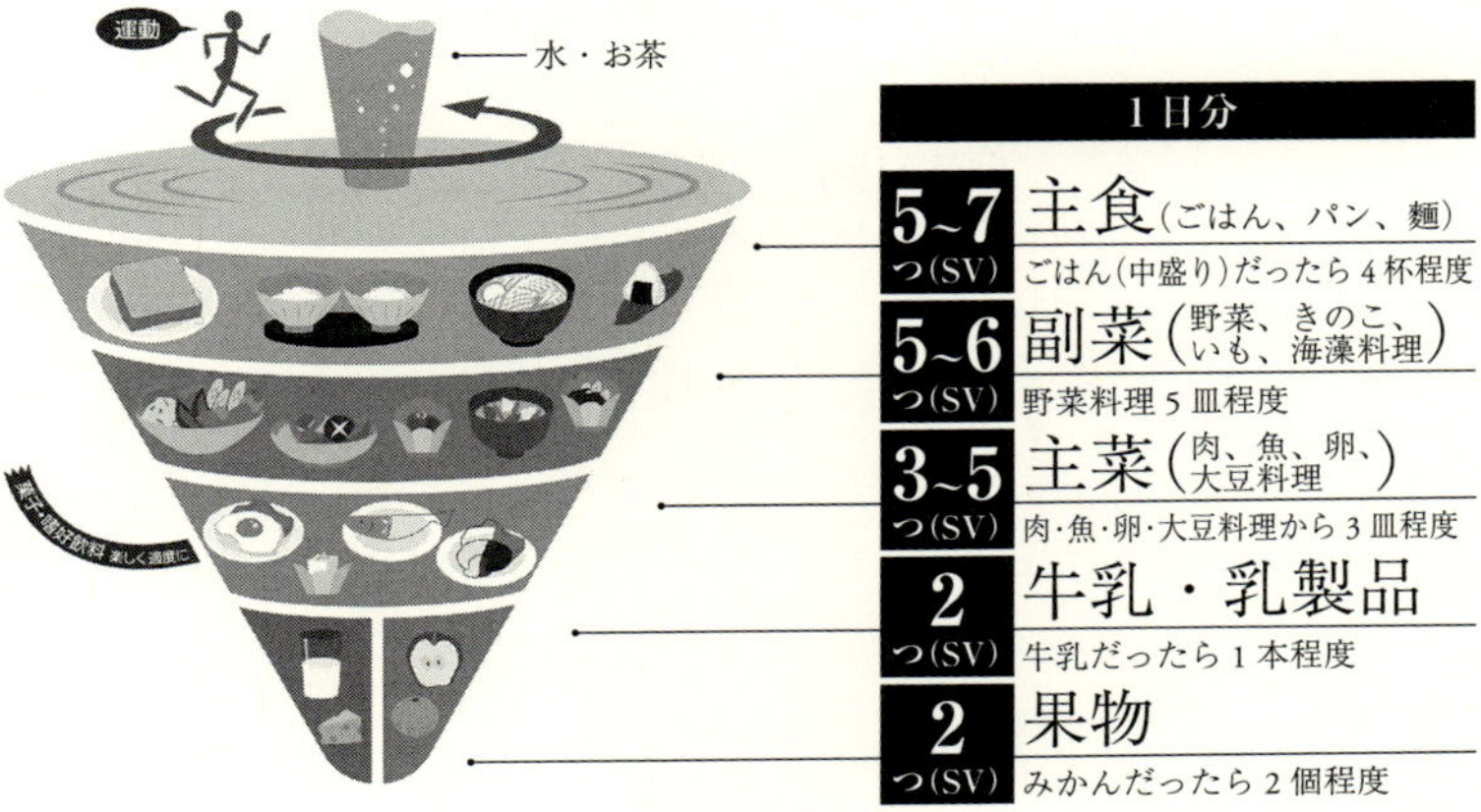

図3-2　食事バランスガイド

厚生労働省の資料（文献＊6）、農林水産省の資料（文献＊7）から引用

バランスのとれた食事の組み合わせが、大まかな一日量で示されている。コマは五つの料理グループ、すなわち上から主食、副菜、主菜、牛乳・乳製品、果物が示され、上段ほど重要度が高いことになる。各料理グループに含まれる主な栄養素は、上段から主食は炭水化物、副菜はビタミン・無機質・食物繊維、主菜は蛋白質、牛乳・乳製品は無機質（カルシウム）・蛋白質・脂質、果物はビタミン（ビタミンC）などである。

帯で示した菓子・嗜好飲料は、食生活の中で楽しみとしてとらえ、食事全体の量的バランスを考え適度に摂取する必要があることから、コマを回すための「ヒモ」として表現し、「楽しく適度に」のメッセージが付けられている。

本ガイドの「コマ」の大きさ（適量）は、性・年齢・身体活動レベルなどによって異なる。基準となるのは一日に必要なエネルギー量であり、エネルギー量の大小により五つの料理グループごとに一日に「どれだけ」食べたらよいかの量の単位「つ」（SV: serving の略）が決まる。図3-2では通常の生活をしている男性二、二〇〇±二〇〇kcalの場合が示されている。

主食の場合、ごはん小盛の一杯、食パン一枚が「一つ」であり、一日量としては「五~七つ」が目安となる。野菜など副菜の目安になる「一つ」は小鉢一皿分、野菜の量が多い野菜炒めは小

表3-4　自分に合った食事の量は？

年齢・性別と活動量	エネルギー量（kcal）	食物 主食	副菜	主菜	牛乳・乳製品	果物
６～９歳男児	1,400	４～５つ	５～６つ	３～４つ	２つ ２～３つ*	２つ
６～11歳女児 身体活動量の低い（高齢者をを含む）女性など	2,000	４～５つ	５～６つ	３～４つ	２つ ２～３つ*	２つ
10～11歳男児 ほとんどの女性、身体活動量の低い（高齢者を含む）男性など	2,200	５～７つ	５～６つ	３～５つ	２つ ２～３つ*	２つ
12歳以上のほとんどの男性	2,400 3,000	６～８つ	６～７つ	４～６つ	２～３つ ２～４つ*	２～３つ

＊学校給食を含めたこども向け摂取目安
厚労省・農水省「食事バランスガイド」文献（＊６）から引用

鉢で何皿分になるかを考え「二つ」「三つ」と数える。一日量としては「五～六つ」が目安となる。

肉・魚・卵などの主菜については、卵一個、納豆一パックがそれぞれ「一つ」、一人前の魚料理は「二つ」で、一日量として「三～五つ」。牛乳・乳製品については牛乳一本分（二〇〇㎖）は「二つ」、チーズ一枚は「一つ」で一日量として「二つ」、果物の場合、みかんなどの小さな果物一個は「一つ」、りんごなどの大きい果物は半分で「一つ」、一日量として「二つ」とされている。女性などの場合については、表3-4のごとくである。

食事バランスが悪いと「コマ」は倒れる。しかし、例えば一食あたり、一日あたりのバランスが悪く、完璧なコマの形にならなくとも、三～四日、もしくは一週間といった一定期間内に食生活のバランスをチェックすればよい、とも記載されている。

以上に紹介した「食事バランスガイド」で示された事項は、子どもから老年期まで含めた生活習慣病対策にもそのまま当てはまるが、あえて生活習慣病世代の食生活のポイントを示すとすれば、以下のことが指摘できる。①エネルギーの取り過ぎに注意（生命の維持に最低限必要な基礎代謝の量は加齢とともに減少するが、食事の量は変わらないと内臓脂肪として蓄積され肥満となる）。

さらに、②脂肪分の多い食事は避ける（脂肪は、同じ分量でも炭水化物や蛋白質よりエネルギーが多く、肥満の原因となりやすく、動脈硬化を促進しやすい）、③食塩を摂り過ぎない（高血圧を招きやすく、胃がんの危険因子を促進する）、④カルシウムを積極的に（カルシウム不足は骨粗鬆症を引き起こしやすく、骨折、寝たきりへの原因となりやすい）、⑤規則正しい食習慣（不規則な食習慣は肥満の原因になりやすく、栄養バランスが崩れやすくなる）。

・運動

厚生労働省は、ライフステージに応じた健康づくりのための身体活動（生活活動・運動）を推進する目的で、「健康づくりのための身体活動基準二〇一三」及び「健康づくりのための身体活動指針」（アクティブガイド）を二〇一三年三月に策定した。[*8][*9] 身体活動は、日常生活における労働、家事、通勤・通学などの生活活動とスポーツ等の、特に体力の維持・向上を目的として計画的・意図的に実施し、継続性のある「運動」に分けられている。

身体活動の強度を、生活活動と運動を同一単位で表すため、これに活動時間をかけた身体活動量として「メッツ時」で示している。メッツ（ＭＥＴｓ）値は、運動強度の単位で安静時を一とした時と比較して何倍のエネルギーを消費するかで活動強度を示したものであり、具体的には活動時の代謝量を安静時の代謝量で割った値である。

運動処方のさい運動強度にこの値が使用されている。「ふつうの歩行：三・〇メッツ」を一時間行うと、「三メッツ時」となる。具体的な身体活動のメッツ値を表3-5に示した。

∴運動不足の解消

身体活動量を増やすことにより、メタボリックシンドローム、さらにはがん、認知症のリスクを低減できることが明らかとなっている。「アクティブガイド」は、一八～六四歳では三メッツ以上の強度の身体活動を毎日六〇分（＝二三メッツ・時／週）、六五歳以上では強度を問わず身体活動を毎日四〇分（＝一〇メッツ・時／週）の活動を勧

表3-5　生活活動と運動における身体活動量

	強度(メッツ)	身 体 活 動 項 目
生活活動	3.0	・ふつう歩行（平地、67m／分、犬を連れて）・電動アシスト付き自転車に乗る ・家財道具の片づけ ・こどもの世話（立位）・台所の手伝い ・大工仕事 ・梱包 ・ギター演奏（立位）
	3.3	・カーペット掃き ・フロア掃き ・掃除機 ・配線工事 ・からだの動きを伴うスポーツ観戦
	3.5	・歩行（平地、75～85m／分、散歩などほどほどの速さ）・楽に自転車に乗る（8.9km／時）・階段を下りる ・軽い荷物運び ・車の荷物の積み下ろし ・荷づくり ・モップがけ ・床磨き ・ふろ掃除 ・庭の草むしり ・こどもと遊ぶ（中程度）・車いすを押す ・釣り ・オートバイの運転
	4.0	・自転車に乗る（16km／時未満、通勤）・階段を上る（ゆっくり）・動物と遊ぶ（中程度）・高齢者の介護（身支度、ふろ、ベッドの乗り降り）・屋根の雪下ろし
	5.0	・かなり速歩（平地、107m／分）・動物と遊ぶ（活発に）
	6.0	・スコップで雪かきをする
	8.0	・運搬（重い荷物）
	8.8	・階段を速く上る

	強度(メッツ)	身 体 活 動 項 目
運動	3.0	・ボウリング ・バレーボール ・社交ダンス（ワルツ、サンバ、タンゴ）・ピラティス ・太極拳
	3.5	・自転車エルゴメーター（30～50W）・自体重を使った軽い筋力トレーニング ・体操（家で軽・中程度）・ゴルフ（手引きカートを使って）・カヌー
	3.8	・全身を使ったテレビゲーム（スポーツ、ダンス）
	4.0	・卓球 ・パワーヨガ ・ラジオ体操１
	4.5	・テニス（ダブルス）・水中歩行（中程度）・ラジオ体操２
	5.0	・かなり速歩（平地、107m／分）・野球 ・ソフトボール ・サーフィン ・バレエ（モダン、ジャズ）
	5.5	・バドミントン
	6.0	・ゆっくりしたジョギング ・ウェイトトレーニング（高強度、パワーリフティング、ボディビル）・バスケットボール ・水泳（のんびり泳ぐ）
	6.5	・山を登る（０～4.1kgの荷物を持って）
	7.0	・ジョギング ・サッカー ・スキー ・スケート ・ハンドボール
	7.3	・エアロビクス ・テニス（シングルス）・山を登る（約4.5～9.0kgの荷物を持って）
	8.0	・サイクリング（約20km／時）
	8.3	・ランニング（134m／分）・水泳（クロール、ふつうの速さ、46m／分未満）・ラグビー
	9.0	・ランニング（139m／分）
	10.0	・水泳（クロール、速い、69m／分）
	10.3	・武道・武術
	11.0	・ランニング（188m／分）・自転車エルゴメーター（161～200W）

厚生労働省の「アクティブガイド、2013年」文献，（＊９）から引用し一部改変

めている。大切なことは表3-5の身体活動量を参考に実施計画を立て実行することである。

運動には有酸素運動と無酸素運動があり、前者はからだを動かすために多くの酸素を必要とする運動であり、ウォーキング、水泳、ジョギング、サイクリングなどである。後者はそれほど酸素を要しない運動であり、一〇〇メートル走などの瞬発力が鍵となる運動である。

∴筋力アップ

筋力は年齢とともに低下し、その結果、歩行能力低下、運動不足、転倒、骨折などの原因ともなりやすい。しかし、高齢者であっても筋肉トレーニングにより筋力を高めることができる。筋肉トレーニングの具体的な内容については、文献[*10]を参照されたい。コツはゆっくり動作、鍛える筋肉への意識の集中、無理をせず長期間、根気よく続けることである。

∴持久力アップ

持久力も加齢とともに低下する。持久力を高める運動として速歩、ジョギング、自転車、エアロビクス、水泳などが適切である。とくに、効果的に実施するために重要なのは正しい姿勢である。[*11]その他持久力を高めるためのポイントは、①安全で効果的な運動の強さは、ややきついと感じる状態、②速歩と普通歩行を交互に繰り返す方法もおすすめ、③運動量は、速歩で六〇分を目安に、一週に六〇分まとめて、あるいは週四回×一日一五分に分けてもよい、とされている。

∴その他

運動と健康に関して「体力年齢・簡単チェック」「時間がない人向けの運動プログラム（起床・通勤・勤務・自宅・就寝前の各編）」「部位別運動メニュー（背中・腰、腕と手など）」「気になる症状対策（捻挫、四十肩、五十肩など）」などの項目を設けて解説された文献[*12]があるので、必要に応じて参照されたい。

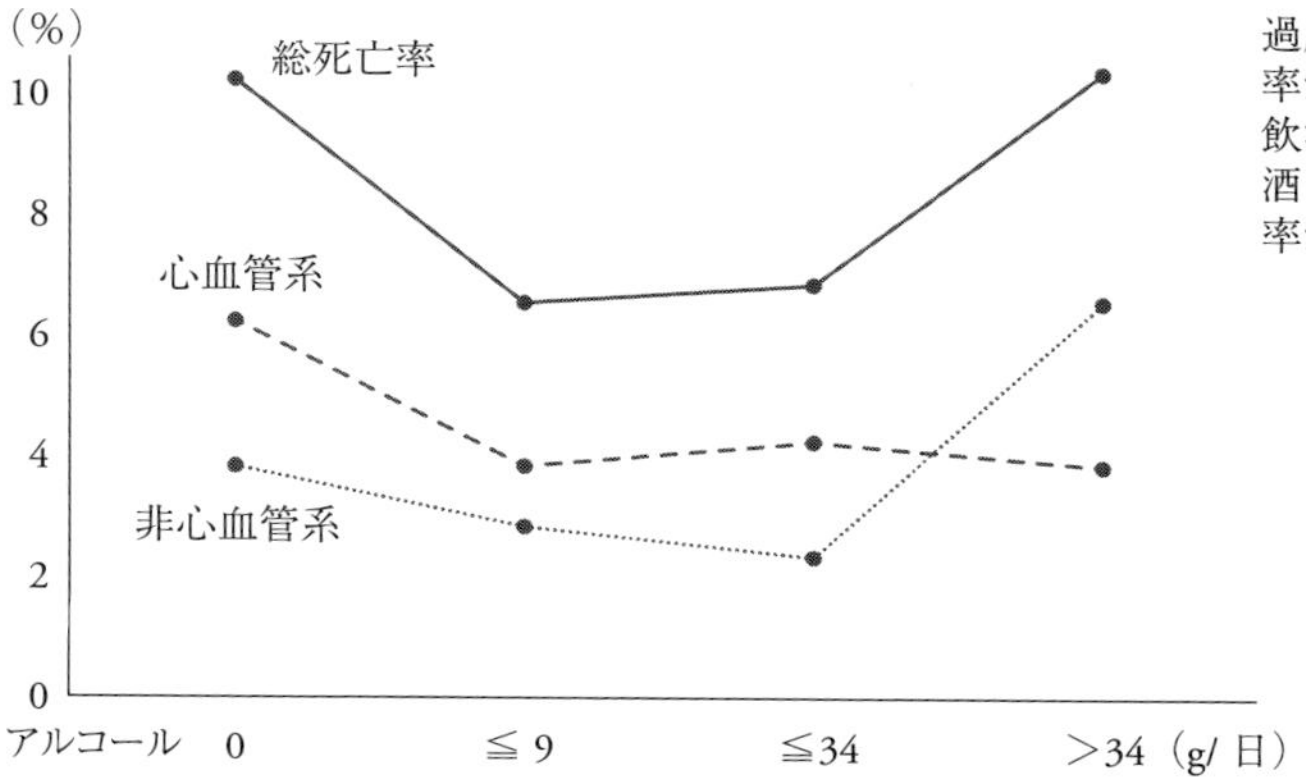

過度の飲酒者は死亡率が高いが、適度な飲酒者はまったく飲酒しない人より死亡率が低い！

※実線…10年間のあらゆる死因を含む総死亡率で、年齢補正をしている。
非飲酒者は禁酒者を含む。破線は心血管系疾患による死亡率を、点線は心血管系疾患以外の疾患による死亡率をそれぞれ示している。

図3-3　飲酒量と総死亡率とのU字型曲線関係

吉岡絵理らの文献（＊13）から引用

・飲酒

適正飲酒であれば、心身の健康に問題はない。むしろ適量であれば飲酒しないより総死亡率は低下し（図3-3）、認知症にしても適量の飲酒は発症リスクを下げるとの報告がある。しかし、多量飲酒が習慣化すると脂肪肝、肝炎、肝硬変、胃潰瘍、糖尿病、さらには心臓病、脳卒中、そしてアルコール依存症の危険性が高まる。そして、脳萎縮や脳血管障害の程度は、飲酒量の増加とともに大きくなる。[*13]

アルコール依存症に対する脆弱要因としては、まず遺伝的関与は大きい。アルコールに対する低反応性（皮膚の紅潮が目立たない）などの体質、高い衝動性、飲酒とアルコール中毒に対する寛容さなどの地域文化、アルコールの入手の容易さなども脆弱要因となる。いっぽうレジリエンス要因としては、個人の持つ心理社会的レジリエンスを高めることであり、このことはアルコール乱用を防御することになる。

アルコール依存症につながる危険な飲み方について、高齢者を対象にした報告がされているが、内容は高齢者でなくても一般に共通した事項なので（表3-6）で示した。[*14]

適正飲酒については、先に述べた依存症につながる飲酒をしないことのほかに、適正飲酒量が数字で示されている（表

表3-6　高齢者に危険な酒の飲み方
依存症につながる飲み方

- やけ酒、一人（孤独感のための）酒
- 昼間からの飲酒、暇つぶしの飲酒
- 寝酒（眠れないから飲む）
- 食事を摂らないで飲む
- 濃い酒の一気飲み、つまみ無の飲酒
- 酔った時の記憶が無くなるような飲酒
- 未成年からの飲酒
- 抗不安剤、睡眠剤を服用しながらの飲酒

松井敏央らの文献（＊14）から引用

表3-7　適正な飲酒量

	ビール	日本酒	ウイスキー ブランデー	焼酎（35度）	ワイン
1日の適量	中びん１本 500mℓ	1合 180mℓ	ダブル１杯 60mℓ	2/5合 72mℓ	グラス２杯 240mℓ
アルコール度数	約5%	約15%	約43%	約35%	約12%
純アルコール量	約20 g	約22g	約20g	約20g	約24g

文献（＊８）から引用

3-7）。個人差はあるが目安にはなろう。肝臓は二日休ませると、ほぼ回復するので、飲酒しない日を週二日設けることも効果的である。[＊8]

・喫煙

喫煙は、①肺がんのリスクを高める、②虚血性心疾患、消化器潰瘍、慢性閉塞性呼吸器疾患のリスクを高める、③喉頭、口腔など、肺以外の部位のがんのリスクを高める可能性がある、④受動喫煙により周囲の環境を悪化させる、⑤胎児に影響を与えるなど、多くの健康問題を引き起こす。このことはわが国の公衆衛生学上の最も重要な問題の一つといっても過言ではない。禁煙教育、公共施設での禁煙・分煙、無秩序な広告・販売の規制、タバコの低タール低ニコチン化などが求められている。[＊15]

喫煙者は、非喫煙者に比較して平均して一〇年短命であるが、五〇歳前後に禁煙した場合、この差は五年間に短縮する。したがって早く止めるほどその効果は大きいので、いつ禁煙しても遅すぎ

ることはない。イギリス人医師による五〇年間の追跡調査の結果、上記のごとく報告されている。[*16]

禁煙を続けるためのポイントが以下のごとく示されている。[*17] ①たばこに関係するものは捨てる（たばこ、灰皿、ライターなどを捨てる、目の前にあると吸いたくなる）、②冷たい水や熱いお茶を用意（禁煙後しばらくは、からだからニコチンを追い出すために飲む）、③タバコの煙の多い場所に行かない（喫煙コーナー、喫煙席、パチンコ店、飲み会など）、④吸いたくなったら代替品を（ノンカロリーのガム、おしゃぶり昆布、スルメなどをかむ）、⑤インターネットや携帯メールを利用（禁煙プログラムの利用）。

禁煙が困難な場合、禁煙外来を設けている医療機関があるので相談することが望ましい。

・その他

尿・糞便（大便）はからだの健康状態の指標になるので用便後にはチェックすることを勧める。

排尿回数は、ふつう一日四～六回で、二回以下あるいは一〇回以上は異常である。[*18] 尿の色調は、通常、麦わら黄色から淡黄褐色（麦わら色、コハク色）である。尿の色調は、健康でも食物、運動、発汗などの影響を受けて変化するが、赤色、暗褐色、緑色、青色などであれば専門家に相談することが望ましい。膀胱炎の場合には、排尿直後より不快な尿臭（腐臭）を発することが多い。

糞便については、腸管の運動が高まっているとき、炎症のため水分の吸収が不十分な時は下痢便となる。結腸に長く停滞するとき（宿便）は、硬く兎糞様便となり、直腸に狭窄があるときや大腸に痙攣性収縮のあるときは鉛筆様便となる。

糞便の着色は、肉食のものは黒褐色、日本食などの混合食のものは黄褐色を呈す。消化管出血の場合は、小腸より上部ならタール状（大量ならば暗赤色）となり、大腸下部の時は鮮紅色を呈し、便の外部に付着する。膵疾患や慢性腸疾患、とくに直腸がんの場合には腐敗臭が強い。

第3節　「望ましい健康」のためのポジティブ心理学

「望ましい健康」についての筆者の定義は第2章第1節で述べた。疾患に罹患していない状態を維持するには、すでに述べたごとく疾患の早期発見・治療、予防である。また、スピリチュアルな側面については宗教などが有効かもしれない。心理的、社会的に良好な状態、さらには自己の可能性を最大限に発揮するために統合しうる状態を目指すには、最近わが国でも注目され始めたポジティブ心理学は有力な一つの手段と考えられる。

・ポジティブ心理学

ポジティブ心理学は、新しい科学の分野で、生活において最適に機能することやウエルビーイング（良好）に関する科学的な研究、つまりどうすれば気分がよくなり、健康に機能し、繁栄するかについての研究である。幸せの科学、強みの科学、ポジティブ感情の科学、レジリエンスの科学などさまざまな別名でも呼ばれているが、いずれもポジティブ心理学が扱う範囲の広さを示唆している。[*19]

本心理学は、臨床医学やメンタルヘルス専門家が使う疾患モデル（マイナス尺度）ではなく、健康モデル（プラス尺度）の範囲で機能することになる。[*20] 図3-4に示すごとく従来の疾患モデルはゼロ（0）の状態を目指すが、健康モデルはマイナス（－）からゼロ（0）を通過してプラス（＋）になることを目指している。本心理学は右方へのシフトを目指すことになる。

ポジティブ心理学の定義として、開発者の一人であるピーターソン・Cは以下のごとく述べている。ポジティブ心理学は、何が人生をもっとも価値あるものにするかについて科学的に研究する学問である。そして本心理学は、

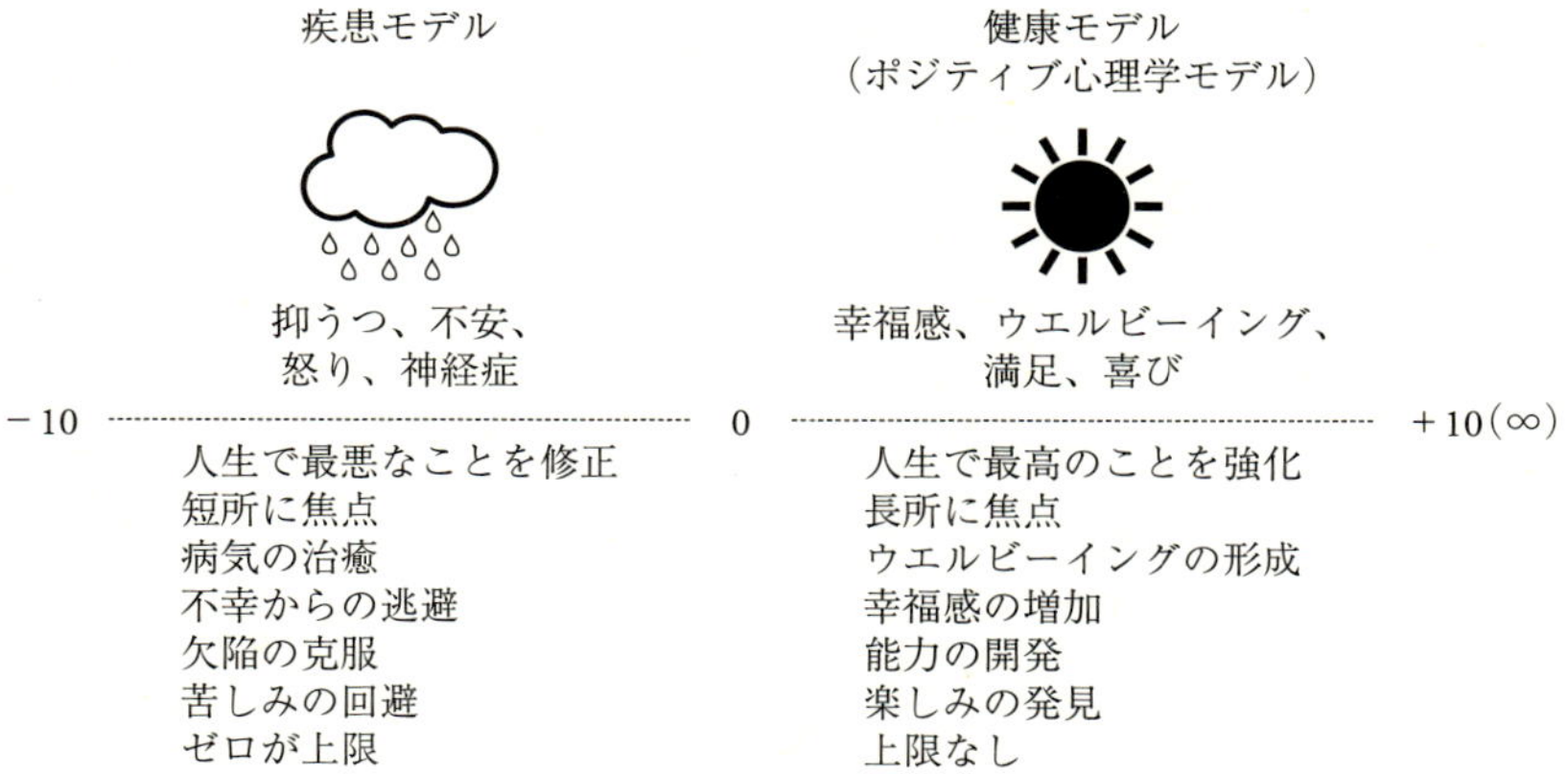

図3-4　疾患モデルから健康モデル（ポジティブ心理学モデル）

アクタル M（大野裕監訳、山本眞理子訳）の文献（＊20）から引用し一部改変

心理学的観点から見たよい人生の展望を示しており、よい人生を構成する要素として以下のことに関して意見が一致しているとしている（表3-8）。これらの事項は、厳密な研究方法を用いた研究によって実証されている。[21] ポジティブ心理学の具体的な内容を以下に述べたい（表3-9）。

∴ポジティブ感情

ポジティブ感情には、過去の出来事に対する充実感、満足感、充足感、誇り、安らぎ、感謝などが、そして現在の感情として愛、喜び、至福、恍惚感、好奇心、わくわく感など、未来に対して希望、楽観的、信頼などが含まれる。[20] ポジティブ感情は、注意対象の範囲・思考の範囲を広げ、物事を大局的にとらえることができる心の広い、創造的で柔軟な発想ができるようになる。このようにポジティブ感情は、思考・行動のレパートリーを拡大する。

具体的には、例えばポジティブ感情の「喜び」は、遊びたい、限界を押し広げたい、創造的になりたいという気持ちをもたらす。「興味」は、新しい情報を見つけ出したい、世界を探求したい、自己を広げたいという欲求を生み出す。「充実感」は、新しい視点を味わい楽しむよう、またこれを自分の世界に組み入れるよう促す。「誇り」は、大きな視野で考えさせ、「高揚感」は向上心を呼び起こす。[20] さらにポジティブ感情は、不安、焦燥、ゆううつ感などのネガティブ感情からの回復を加速させることができる。

　ポジティブ感情に関する研究を多数概観した結果、フレドリクリン・BLは、ポジティブ感情と以下の点が正の相関を持つことを示した[*20]。具体的には免疫システムがよくなる、ストレスが少なくなる、血圧が下がる、痛みを感じなくなる、風邪を引かなくなる、睡眠パターンがよくなる、高血圧、糖尿病、脳卒中などのリスクが下がる、身体・脳の新しい細胞の生産が早くなる、寿命が延びる、である。

表3-8　ポジティブ心理学的観点からみたよい人生

1	ネガティブ感情よりもポジティブ感情を強くもっている
2	現在の生き方に満足している
3	未来に希望を持っている
4	過去に感謝をしている
5	自分が得意なことが分かっている
6	自分の才能や強みを活かして、充実感や、やりがいのあることを追求している
7	他人との密接な関係を持っている
8	集団組織に対して有意義な関わり方をしている

ビーターソン C（宇野カオリ訳）の文献（＊21）から引用

表3-9　ポジティブ心理学の主な領域

- ポジティブ感情
- 楽観主義
- 感謝の態度
- 強みの自覚
- 瞬間を味わう
- マインドフルネス（瞑想）
- 価値観
- ポジティブな対人関係
- レジリエンス　（回復力）

　すなわちポジティブ感情は、精神面だけでなく、身体面でも具体的な効果を有することが示されている。

・楽観主義

　先に表3-8で示した「ポジティブ心理学的観点からみたよい人生」のうち、2現在の生き方に満足している、3未来に希望を持っている、のいずれも楽観主義が根底にある。

　楽観主義者は、コップには水が半分も入っていると考える。一方、悲観主義者は半分しか入っていないと考える。良いことが起きると予想し、自分にとって人生は順調にいくという自信を持っている。何かがうまくいくだろうと期待すると、必ず成功するようにと努力する意欲が増す。努力するので、成功する可能性が高まる。楽観主義者は、悲観主義者に比べ職場で成功を収めている者が多く、健康に関しても精神的、身体的ウエルビーイング（安寧、良好）を享受している者が多い。楽観主義者は良い免疫システムを持っていて、手術からの回復も早く長生きでもある。[*22]

楽観主義者は、日常生活において悪いニュースが入っても、不安、あせり、落ち込みなどの否定的な態度をとらず、むしろ問題を解決する方法を見出すことに集中する。その結果、問題は解決され、精神的安定を取り戻すことができる。楽観主義は、幸福感、ポジティブ感情、人生への満足感、健康、高いパフォーマンス、成功と関連していることが研究によって立証されている。

楽観主義者にもデメリットはある。例えば、楽観主義者は時に不正確な現実認識に傾き、非現実的な自信を持ちやすく、ある種の疾病について自分は低リスクと見なし、喫煙などの健康リスクを過小評価することがある。例えば、職場のがん検診で精密検査の必要性を指摘された場合、自分の血筋にはがんに罹患した者はいないし、自覚症状もなく元気だから精密検査を受ける必要がないと考え、受けないとする。この例は、真の楽観主義ではなく、見せかけの楽観主義といえる。

不幸な出来事が生じた場合、悲観主義者はつらい感情に対応することに注意を向けるのに対し、楽観主義者は問題そのものへの対応に集中する。[*22] その結果、問題は解決されやすい。

・感謝の態度

感謝の心理学には、感謝の理論に基づき二段階の過程がある。[*23] まず、感謝とは自分の人生に存在する良いことを認め、次に、良いことの元になったことは、少なくとも部分的には自分以外にあることを認識することである。良いことは、誰にも必ずある。

良いことがないと思う人は、それに気付かないだけである。探せば見い出せる。感謝の態度が幸福感の高まり、人生への満足感、自尊心、ポジティブ感情、楽観主義、希望、熱意、共感、活力、スピリチュアリティ（霊性）、寛容と関連していることが各種の研究で示されている。[*23]

感謝の気持ちを現わすことで幸福感が高まる八つの事項が明らかになっており表3-10で示した。

感謝の技術を磨くには物質的豊かさは必要でなく、感謝する態度が必要である。具体的には、①「三つの良いこと、三つの恩恵」エクササイズ、②感謝日記、③感謝を伝える、④感謝の質問であるとされている。[*23]

「三つの良いこと、三つの恩恵」エクササイズは、人生で良かったこと、うまくいったことを具体的に三つ思い出す。振り返る方法としては就寝前、食事時間などどの時間でもよく、内容も健康、家庭、家族、友人、ペット、支えてくれる人々、自然など思いつくままでよい。どれだけ歩いたかではなく、公園まで行くことができたのであれば、それを良いことに含めることができる。どれほど小さなことでも進歩を喜ぶことだ。良いことが起きた時に自分がどう関わったかを考えることで、感謝の恩恵を増やすことができる。[*23]

感謝の日記は、先ほど述べた「三つの良いこと、三つの恩恵」の拡張版である。日記として毎日記入することもできるが、研究結果は毎日の決まりごとにならないよう、週に一回程度の記入を支持している。内容としては、「今日、自分にどんな良いことがあっただろう」、「今日は何がうまくいっただろう」、「良いことが起こった時に私はどんな役割を果たしたのだろう」などが例としてあげられよう。[*23]

感謝を伝えることは、人があなたにしてくれたことをその人に感謝することである。感謝は人間関係を育み、人間関係を豊かにさせ、する人とされる人の両方を豊かにし、幸せの輪を作る。感謝の意を伝える方法には、

表3-10　感謝の実践の効用

1	ポジティブな人生体験を味わうことを促す
2	自尊心を高める
3	ストレスに対応し、困難な状況に適応するのに役立つ
4	ネガティブ感情を防ぐ
5	ポジティブ行動を促進する
6	人間行動を育み、自分と自分より幸せに思える人たちについて、好ましくない社会的比較をする傾向を低減する
7	人生の良いことを当たり前のことと見なす快楽のトレッドミル（踏み車）現象を阻止する
8	より活発な身体活動や、身体不調の減少へとつながる

アクタル M（大野裕監訳、山本眞利子訳）の文献（＊23）を引用し一部改変

直接話をする、手紙を書く、メールを送るなど各種の方法がある。

感謝の質問とは、誰もがあるいはどのグループも何か良いものを持っているという信念に基づいている。感謝の質問の第一歩は、「うまくいっているのは何ですか」、「あなたが現在やっていることにどのような良いことがありますか」などの質問をし、スタッフ全員の持っているスキルや才能に気付き感謝することである。具体的には、家族、友人、隣人、コミュニティについて良いことは何だろう、何がうまくいっているのだろう、感謝する何かがあるのだろうかと問うことである。[*23]

∴強みの自覚

ポジティブ心理学は、強みの学問とも言われるが、その理由は強みが欠点より、ポジティブな面、すなわち得意なこと、才能などと関係するからである。心理学者アレックス・リンレイは、「強みを本物でエネルギーをもたらす最適のパフォーマンスを可能にするもの」と説明している。課題に対して良い成果を上げるときは、自分の強みを利用していて、その体験が自分にエネルギーを与えると分かっているからである。[*24]

強みは、以下の働きをすることが明らかとなっている。[*24] すなわち、①楽観主義を生む、②自信を育む、③洞察力を高める、④ポジティブ感情を生む、⑤方向感をもたらす、⑥レジリエンスを増強する、⑦精神疾患を防ぐ、⑧目標達成に役立つ。

強みを強化するには、まず自分の強みを知ることが必要である。それには、①強みリストを作成する、②生まれつき得意なこと、自分を元気にしフロー（ゾーン、無我の境地、忘我状態）に入れることなどを書き込む、③自分の強みについて友人などに尋ねてみる、④リストに沿って強みをもっと使う、⑤強みを使う習慣がついたら、強みを使える新しい機会を探す、などが参考になろう。強みを見つけるのに役立つチェックリストを表3-11に示した。[*24]

強みに関する大がかりな研究が実施された。強みの内容としては、文化の違いを超えて広く認識されているなど普遍性があること、個人の充足感・満足感・幸福感に貢献する、道徳的に評価されている、他人を貶めない、測定

表3-11　強みを見つけるチェックリスト

1	最高の状態	：何をしているときがあなたの最高の状態ですか
2	楽にできる	：何が楽にできますか、何が生まれつき得意ですか
3	エネルギー	：どういうときに一番元気があると感じますか 何からあなたはエネルギーをもらいますか
4	本来感	：「これが本来の自分だ」というのはどういうときですか
5	習得が早い	：短時間に苦労しないで身につけられるのは どういうスキルですか
6	意欲	：単に好きだからという理由でやることは何ですか
7	焦点	：自然とひかれるものは何ですか あなたの注意を引きつけるのは何ですか
8	フロー	：すっかり夢中で時の過ぎるのも忘れる「ゾーンに入る」 きっかけになるのは何ですか
9	情熱	：何に情熱を注いでいますか あなたが生き生きと話すのは何についてですか
10	子ども時代	：子どもの頃、何が得意でしたか 今のあなたの人生でそれはどのように表れていますか

アクタル M（大野裕監訳、山本眞利子訳）の文献（＊24）から引用

可能である、強みを促進させる制度がある、などの一定の基準が満たされたものが取り上げられた。

ポジティブ心理学の指導者アクタル・Mは以下のごとく述べている。強みは、目的達成のために引くレバーのようなものだ。あなたが職場で成功する可能性はあなたの強みにある。自分の強みを中心に据えて仕事をすることができる人は、自分のやることにより熱中し、より成果が上がり、任務でより大きな成功を収めるとの研究結果が示されている。

自分の強みに毎日集中する機会を持つ人は、そうでない人に比べ自分の仕事に打ち込んでいる可能性が六倍以上高く、素晴らしい生活の質（QOL）を持っている可能性が三倍以上高い。自分が容易にできることは成果が出せるので、仕事に強みを使うことは労せずして秀でる道である。[*24]

・瞬間を味わう

瞬間を味わうとは、生活の中のポジティブな体験に注意を向け、その体験を認識し、豊かなものにする能力である。言いかえれば、喜びを最大限に引き出すことである。[*25]

味わう対象としては、食物のほかに風景、夕日、虹など自然の美しさ、大事な人と過ごす時間、友情の温かさと支

表3-12　瞬間を味わうための４ステップ

1	ペースを落して体験を広げる
2	全神経を集中させる
3	五感を総動員する
4	楽しみをもたらすものについて思いをめぐらす

アクタル M（大野裕監訳、山本眞利子訳）文献（＊25）を引用

援、素晴らしい本、美しい写真、祝い事、記念日など、ほとんど何でも味わうことができる。

味わう過程には五感が重要な働きを果たす。例えば、視覚に訴えるものを好み、芸術作品や自然の美しさなど何か美しいものを見て目を楽しませることから多くを得る人もいる。聴覚に訴えるものが好きで、素晴らしい音楽、鳥のさえずりを楽しむ人もいる。嗅覚が優れている人は香りのある品物だけでなく、自然にあるかぐわしい香りにも敏感である。[＊25]

味わうことは、「今、ここ」の良さを認識することであるが、楽しい思い出に浸るとか、これから何か喜ばしいことが起きる期待を楽しむなど、時間を越えて味わうことができる。ポジティブな回想によって高齢者のウエルビーイングが促進され、自尊心が高まることが研究で示されており、回想療法として臨床の場で使用されている。未来を味わうことも可能である。楽しみに待つ何かがあることは、希望や、未来についてポジティブな気持ちや意欲を創出し、良いことが起こる可能性を確実に高める。

味わう能力を磨けば磨くほど、ポジティブ感情が育まれ、良いことがおきた時に、その良さを認識する能力が高まる。そのためには、味わう対象に注意を向け、十分に集中することが必要となる。そのためには、マインドフルネス療法が有効なので、本療法については項をあらためて詳しく述べる。「瞬間を味わうための四ステップ」を表で示した（表3-12）。

∴マインドフルネス（瞑想）

マインド（mind）は英語で、「心」、「精神」、「知性」などと訳され、マインドフル（mindful）は、「～を心に留めて」、「（周囲の出来事などを）意識する」とされている。マインドフルネス（mindfulness）はその名詞形である。

『現代精神医学事典』によると、マインドフルネスはガバットジンによりストレス低減プログラムとして創始された瞑想とヨガを基本とした治療法である。慢性疼痛、心身症、不安障害、気分障害などが治療対象となる。彼は鈴木大拙のZｅｎ（禅）に影響を受け、仏教を宗教としてではなく人間の悩みを解決するための精神科学として捉え、医療に取り入れた。

その基本的考えは、煩悩からの解脱と静謐な心を求める座禅と軌を一にしている。マインドフルネスの語義は「注意を集中する」である。一瞬一瞬の呼吸や体感に意識を集中し、「ただ存在すること」を実感し、「今に生きる」ことのトレーニングを実践する。これにより自己受容、的確な判断、およびセルフコントロールが容易になる。マインドフルネスは、認知行動療法に取り入れられ脚光を浴びるようになった。[*26]

瞑想とは、眼を閉じて静かに考えること、現前の境界を忘れて思想をめぐらすこと、とされているので、[*27]瞑想状態はマインドフルの状態とかなり共通した部分がある。

カバットジンは以下のごとく述べている。[*28]「マインドフルネスは、仏教における瞑想実践の中核であるが、その本質は、仏教の教えにとどまるのではなく、普遍性のあるものである。注意力を高め、気づきを促し、思考を越えた洞察を得ることが扱われている。厳密にいうと、マインドフルネスとは、単なるテクニックや方法ではなく、人のありようであり、ものの見方であり、自分の感覚に立ち戻ることである。マインドフルネスを体験できる領域は、感覚、知覚、衝動、感情、思考、発話、関係性など非常に多岐にわたるため、情緒的な問題に苦しむ人を援助するに際して、極めて大きな可能性を持っている」。瞑想の恩恵を表で示した（表3-13）。

筆者は、マインドフルネス認知療法を筆者の勤務する病院で実施している。プログラムは、一週間に一回（一回：九〇分）、計一三回のセッションで、各セッションのテーマは、「現在にとどまる」、「そのままでいる」、「思考は事実ではない」、「自分を大切にする」などである。[*29*30]

表3-13　瞑想の恩恵

増えるのは	減るのは
・ポジティブ感情	・うつ状態
・幸福感	・ストレス
・レジリエンス	・不安
・ストレス対処能力	・孤独感
・リラックスする能力	・敵意
・人生への満足感	・神経症的傾向
・エネルギー	・痛み
・寛容さ	・人間関係の問題
・自尊心	・ネガティブな身体イメージ
・自己受容	
・自己実現	
・創造性	
・熱意	
・学習能力	
・信頼	
・自制心	
・共感	
・スピリチュアリティ	

アクタル Ｍ（大野裕監訳、山本眞利子訳）の文献（＊30）から引用し一部改変

・価値観

価値とは、『岩波哲学・思想事典』によると、もともと物事の値打ちのことであったが、今日では人間の欲求や関心を満たすもの、望ましいもの、値打ちのあるもの、ある目的に役立つものなどを意味する。[*31]

ポジティブ心理学の創始者の一人クリストファー・ピーターソンは、価値観について以下のごとく述べている。「価値観とは、個々人の持つ信念であり、望ましい目的に関して集団で共有されるものだ。価値観は特定の状況を越えるものであり、自分の行動を選択するうえでも、また他人と自分自身とを評価する上でも指針を与えるものだ[*32]」。バリー・シュワルツは、価値観に関して七〇か国で研究を実施した結果、各国ともほぼ同じ結果が得られ、それを一〇の価値観に分類した（表3-14）。

上記価値観のうち、「達成」と「権力」は内容的に近いため同じ人が双方を支持する傾向にある。いっぽう「慈善」と「達成」は相いれな

表3-14 価値観の類型

達成…………	社会の基準にしたがい能力を証明することを通して個人的に成功すること（野心など）
慈善…………	自分の身近な社会集団において他人の福祉を保護し、向上させること（ゆるしなど）
適合…………	社会規範を犯したり、社会的期待を裏切る行為を抑制すること（礼儀正しさなど）
快楽主義……	個人的な満足や喜びを得て楽しむこと（食べ物、セックス、余暇など）
権力…………	社会的地位、名声、優越を得ること、他人を支配すること（富など）
治安…………	社会の安全、調和、安全性を遵守すること（法と秩序など）
自己主導性…	自立した思考と行動を追求すること（自由など）
刺激…………	興奮、目新しいもの、人生における挑戦を求めること（多様性など）
伝統…………	自分の文化的または宗教的な習慣に対して敬意を払い、受容すること（信仰心など）
普遍性………	あらゆる人間や自然を理解し、真価を認め、保護すること（社会的正義、平等、環境保全主義など）

ピーターソン C（宇野カオリ訳）の文献（＊32）から引用し一部改変

いため同一人が双方を支持する傾向は少ない。[＊32]

各個人の持つ価値観を評価する尺度が開発されており、その一つが「個人的価値観質問票」（Personal Values Questionnaire, PVQ）、その改訂版ＰＶＱⅡがある。[＊33＊34] 筆者は、ＰＶＱⅡを臨床の現場で使用しており、質問表の表紙には次のごとき指示が書かれている。「記載されている価値の領域（人生にとって大切だと思うこと）の説明をよく読んで、あなたが重要だと思う価値の領域に関連する生き方ややり方について感じることを書いて下さい。

次に九つの質問（①家族関係、②友人／社会関係、③恋人／恋愛関係、④仕事／キャリア、⑤教育／個人的成長、⑥レクリエーション／レジャー／スポーツ、⑦スピリチュアリティ／宗教、⑧地域性（コミュニティ）／国民性、⑨健康／身体的ウエルビーイング）があります。質問に対して「全くそうではない」、「そうではない」、「どちらでもない」、「そうである」、「全くそうである」の五段階に評価し、当てはまる数字を○で囲んで下さい」。この価値観質問表を使用することにより、対象者の価値観を明確化することができる。

価値観質問表で自己の価値観を評価する場合、「自分を周囲によく見せたい」、「こうすべきである」との考え方ではなく、「自分はこうありたい」のごとく自分の存在的価値の考え方で評価すべきである。[*34] 過度の自己正当化、自己防衛に基づく価値観からは建設的な行動は生まれない。存在的価値を明確化したうえで、価値づけされた生き方を指針として行動を計画し、実践することが重要である。価値を行動の理由とするのではなく、行動のための選択の対象とすべきである。例えば、他人の福祉を保護する行動は、「慈善」に価値を置くからではなく、この行動は「慈善」に価値を置いているから実施されていると考えるべきである。

∴ポジティブな対人関係

愛に関する生化学的基盤が、オキシトシン（ペプチドホルモン）について研究された。オキシトシンは母親の妊娠中に増加し、出産の過程で急増する。オキシトシンにより母乳の生産が促進され、一般的には母親らしい振る舞いがより促進される。それと同時に、近く父親となる者のオキシトシン濃度も彼の配偶者が妊娠している間に上昇し、父親が幼児と過ごす時間の長さに伴って上昇し続ける。これは父親が子どもにどれくらい関心を持っているかによっている。

身体的には妊娠・出産と無関係な父親において、母親・幼児との人間関係の中で脳内ホルモン様物質が変化することになる。[*35] 人間関係・対人関係の重要性が、生物学的な研究によって示されている。

オキシトシンは脳内神経伝達物質であるドーパミンと関連しており、広くは強化や快感、また実際に嗜癖と関係している。このことは「愛に溺れる」という比喩が生物学的に裏付けられたことを意味する。[*35]

対人関係を育む方法としてコミュニケーションの技術を高めることが重要である。例えば、結婚生活についてみると、実際のやり取りにおいて、良好な結婚生活のためには、確実にポジティブな要素と、確実にネガティブな要素の比率が五：一を上回っていなければならないと結論づけられている。つまり、自分の配偶者が声に出して言う一つ一つの不平不満や批判に対して、それぞれ少なくとも五つの褒め言葉が必要で、褒め言葉ははっきりと口に出して言わなくてはならないとも述べている。[*35]

表3-15　相手に何かが起きたときの反応の仕方

反応の仕方	具体的な反応例
積極的・建設的反応 （熱心な反応）	「それはよかった！あなたならきっとどんどん給料が増えていくわね」
積極的・破壊的反応 （マイナス面の可能性を指摘する反応）	「会社はこれからあなたをもっと働かせることになるの？」
受動的・建設的反応 （控えめな反応）	「それはよかったわね」
受動的・破壊的な反応 （無関心を伝える反応）	「この辺では今日は一日中雨が降っていたのよ」

例として職場の同僚Ａが昇給したとの発言に対する反応として取り上げた

ピーターソン Ｃ（宇野カオリ訳）の文献（＊35）から引用し表で示した

職場での昇給のような良い出来事を含めて、相手に何か起きた時には四通りの方法で対応（反応）できるとしている（表3-15）。「積極的・建設的反応」をする夫婦は、素晴らしい結婚生活を営んでいると思われる。その他の反応が目立つ場合、それは結婚生活に対する不満と関係している。「積極的・建設的反応」は、配偶者間に限らず、友人、子ども、職場の同僚といったあらゆる人間関係を良好にするであろう。

‥レジリエンス（回復力）

レジリエンスについては、第2章第4節で概略を述べた。レジリエンスに関与する個人要因としては、認知能力、能力に対する自己洞察力、自己制御能力などがある（表2-18）。そのうち心理的要因としては、前向きな姿勢（楽観主義）、積極的な対処様式、柔軟性のある認知などについて述べた（表2-19）。これらの知見は、主として研究の対象者が既に取得している能力を調査して得られたものである。

レジリエンスを強化する訓練法が開発され、報告されている。日本語による訳本『レジリエンスの教科書―逆境をはね返す世界最強トレーニング』も出版され市販されている。[*36] 要点をまとめて表3-16で示した。[*36]

筆者は、勤務する病院の患者に対し、レジリエンスを増強させる目的で、回復力（レジリエンス）教室を実施した。回復力教室を開始する前に、デイケアに通所中の統合失調症患者三〇名と性・年齢をほぼ対応させた健常者（病院職員）三〇名について、現在世界的に広く使用されて

表3-16　レジリエンスの増強は可能

1	レジリエンスの原則は、「人生は変えられる」、「思考を重視する」、「適切な思考に導く」、「人間の強みに意識を向ける」である
2	IQ（知能）と異なり、レジリエンスは自分次第で大きく伸ばすことができる
3	レジリエンス・スキルを習得するだけで劇的な変化が生み出せる
4	レジリエンスは、レジリエンス指数（RQ）テストで測定できる
5	RQテストでは「感情調整力」、「衝動調整力」、「楽観力」、「楽観分析力」、「共感力」、「自己効力感」、「リーチアウト力」のレジリエンスの本質となる７つの能力が自己診断できる
6	意義や目的に満ちた人生の創造には、自分自身の創造（自分自身のアイデンティティの形成と働きかけ）が重要である
7	人生の意義の創造は、人生で迷わないために不可欠な要素である
8	テロや自然災害などで「公正な世界」思考や世界の安全に対する信念が揺らいだときにも、スキルを使ってそれらを取り戻すことができる
9	人が感じるストレス量は、ストレスの原因となったことに対処する思考スタイルに大きく影響される。ストレス自体、完全には避けられない
10	破局後に生じやすい感情には、悲しみと抑うつ、罪悪感、怒り、不安、羞恥心と後ろめたさがある。各々に対して有効な技法がある

ライビッチ C＝シャテー A（宇野カオリ訳）の文献（＊36）を引用

いるコンナー・ダビッドソン・レジリエンス評価尺度を用いてレジリエンスを調査した。その結果、健常者の平均値と標準偏差は六七・九±一三・三（一〇〇点満点）、統合失調症患者のそれは四六・三±二〇・三であり、統合失調症患者で著しく低かった。そこで上記患者の中から同意の得られた七名を「教室」の対象者とした。

レジリエンス教室は、週一回、一回一時間、計八回実施した。内容は講習と討論で、講習の内容は「回復力とは」、「楽観主義は回復力を高める」、「失敗は成功に欠かせない、ストレスは成長させる」などであった。教室開始前後のレジリエンス評点は、前で四三・四±一三・二、後で五〇・六±一五・四と高くなっていたが、値にばらつきがあり有意差はなかった。参加者の感想には、「ストレスは身体に悪いものだと思っていたので、適度なストレスは成長させたり、身体に良いことだと知り驚きました」、「ストレスを利用できるようになりたい」、「私心のない、人の助けになるような行動も心掛けたいです」など肯定的な感想が多くみられた。

第4節　その他

・認知行動療法

認知行動療法は、認知療法とも呼ばれている精神（心理）療法である。気分や行動は、認知の在り方（考え方）に影響を受けるので、考え方、受け取り方に働きかける、すなわち不適応的思考を適応的思考に修正することにより精神疾患を治療することを目的としている。

本療法は、うつ病、不安障害、摂食障害、アルコール依存症など多くの精神疾患の治療、再発予防などの目的で、児童から高齢者まで幅広い年齢層で使用されている。

厚生労働省のガイドラインによると、以下のごとき内容を、一回三〇分以上一六回以上にわたって実施することが推奨されている。[*37] すなわち、「心理教育」、「認知行動療法の概説」、「気分・自動思考の同定」、「適応的な思考へ導く」、「問題解決技法」、「対人関係の改善」、「スキーマの同定・修正」などである。

ガイドラインに沿った本療法を受けるには、医療機関等での受講が必要である。しかし、例えば「認知療法活用サイト―こころのスキルアップ・トレーニング」[*38] などの利用、あるいは『こころが晴れるノート―うつと不安の認知療法自習帳』[*39] のごとき書籍を用いた自習も可能である。さらに先に述べたすべての技法を学ぶ余裕がなければ、「適応的な思考へ導く」、「問題解決技法」、「対人関係の改善」など一部の技法を身につけることも可能である。

本療法の中心となる技法、すなわち「不適応的思考」を「適応的な思考」に修正した例を表3-17に示した。これらは、筆者が、日常臨床でうつ病、不安障害などの患者さんを対象に治療した症例である。筆者は、これまで約二〇〇名の患者さんに対して本治療を実施してきたところ、優れた治療効果を示し、当事者から感謝されている。

認知行動療法は、その一部の技法であっても身につけることにより、病気に罹患していなくても望ましい心の健康

表3-17 適応的思考への修正例

状況	気分	自動思考	適応的思考への修正	結果
デパートで約10メートル先に友人を見つけたので手を振ったが反応がなかった	嫌な感じ ゆううつ 不安	自分に会いたくないんだ、嫌われているんだ	気が付かなかっただけだ、買物に夢中になっていたのだろう	嫌な感じが薄れ、買物に来たがその気持ちが失せていたのに、予定通り買物をする気になった
職場で上司から新しい仕事を頼まれた	不安 あせり	自分にはできない、難かしそうだ上司を困らせるだろう	新しいことだから始めてみないと分からない、困れば上司に相談すればよい	不安・あせりは軽くなり、手をつけてみようとの気持ちになった
夕方から開かれるパーティに参加するため更衣していた	不安 緊張 後悔 （出席の返事をしていた）	スピーチを指名されたらどうしようう まく話せるだろうか 恥をかきたくない	これまで何回もスピーチは経験していて、うまく話せている。何事も経験だ	緊張が緩ぎ、思ったより納得のいくスピーチができた

づくりに役立つ。

・ストレス解消法

ストレスに関し、医学の分野では生体に加える刺激を「ストレッサー」、ストレッサーによる反応を「ストレス」としている。すなわち、ストレスとは「さまざまな外的刺激（ストレッサー）によって生ずる生体内の歪み（ストレス反応）の状態」を指しているといえよう。[*40]

ストレス（反応）の状態における生体反応には心理的、身体的、行動的反応がある。ストレスを受けると脳の視床下部がそれを感知し、そのストレスは視床下部を通して自律神経系、内分泌系に影響を与える。この反応は、本来外的刺激から身を守るための生体防御反応であり必要なものであるが、強いストレスを受け続けると、すなわち能力の限界を超えると、心身に各種の悪影響が現れる。その結果、ストレスは生活習慣病の脆弱（危険）因子となりやすい。

『スタンフォードのストレスを力に変える教科書』の日本語訳版が二〇一五年に発刊された。[*41] 本書は、ストレスと上手に付き合うことにより、より健康で充実した日々を過ごせることを各種の研究結果をもとに示している。本書の帯には以下のことが書かれている。「私たちは、『ストレスは悪いもの』と思っている。しかし、その思い込みこそが有害だとしたら—？　ストレスを避けるのではなく、受け入れてうまく付き合っていくことでレジリエンスが身につく。『思い込み』を変えることで『身体の反応』を変え、『選択』までも変えてしまう。本書では最新の科学的実験と実際のストーリーをもとに、『困難を乗り越えて強くなる方法』を解き明かしていく」。

表3-18　ストレスマインドセット診断基準

マインドセット１　「ストレスは害になる」
・ストレスがあると、健康や活力が損なわれる
・ストレスがあると、パフォーマンスや生産性が低下する
・ストレスがあると、学習や成長が妨げられる
・ストレスは悪影響をもたらすため、できるだけ避けるべきだ
マインドセット２　「ストレスは役に立つ」
・ストレスがあったほうがパフォーマンスや生産性が向上する
・ストレスがあったほうが健康や活力の向上に役に立つ
・ストレスがあったほうが学習や成長に役立つ
・ストレスにはよい効果があるため、利用すべきだ

マクゴニカル K（神崎朗子訳）の文献（＊41）から引用

ストレスマインド診断基準が示されている（表3-18）。二つのマインドセットに関する説明のうち、どちらの方が自分に当てはまるかを考えることで、自分のマインドセットのおよそを知ることができる。[＊41] 著者によると、「ストレスは害になる」と考えるほうがはるかに一般的で、男女差はみられず、年齢とも無関係だったと述べている。

いっぽう、「エグゼクティブ・リーダーシップ開発プログラム」に参加していたCEO、副社長、部長クラスの管理職を対象に調査したところ、五一％の参加者が「ストレスがあった時こそ、もっともいい仕事ができた」と回答していた。他の研究では、ストレスのレベルがもっとも高かった人々のうち六七％は、ストレスが役に立った点が最低でもひとつはあったと回答していた。ところが、どの調査においても、参加者は「ストレスを減らすために、もっと努力する必要がある」と確信していたと記述されている。

同書の目次のうち「章」のタイトルを列挙するので、関心のある方は読んでほしい。第1章「すべては思い込み—ストレスは役に立つと思うと現実もそうなる」、第2章「ストレス反応を最大の味方にする—レジリエン

表3-19　ストレス解消法―STRESSがキーワード―

Sports〈運動〉	運動は生活習慣病の予防だけでなく、ストレス解消にも役立ちます。からだを動かして汗を流すことで、リラックスでき、気分転換になります
Travel〈旅行〉	気分が落ち込んでいたら、どこかへ旅行にでかけてみましょう。風景や人が変われば気分も一新し、別の考えも浮かびやすくなります
Recreation〈レクリエーション〉	休日だけでなく、毎日忙しいなかにも、1日のうち少しでも趣味などを楽しむ自由な時間をつくりましょう
Eating〈食事〉	たんぱく質、ビタミン、ミネラルはこころの3大栄養素ともいわれ、ストレスへの抵抗力を高めます。しっかり朝食を摂り、生活リズムを整えることも大切です
Sleep〈睡眠〉	睡眠は疲労を回復し、ストレスを解消します。質の高い睡眠を確保できるように、12時前には寝る「シンデレラ睡眠」を心掛けましょう
Smile〈笑顔〉	笑顔でいることで周囲の人のこころも和み、人間関係を円滑にすることができます。また、笑顔にはからだの免疫力を高める効果があります

「ストレス解消」（＊42）から引用

スを強化する」、第3章「ストレスの欠如は人を不幸にする―忙しい人ほど満足度が高い」、第4章「向き合う―不安は困難に対処するのに役立つ」、第5章「つながる―いたわりがレジリエンスを生む」、第6章「成長する―逆境があなたを強くする」、第7章「おわりに―新しい考え方はひっそりと根を下ろす」。

　ストレス解消法について、最近の研究結果を文献を紹介しながら述べた。これらは、ストレスに関する考え方の修正であり、先に紹介した書籍などを通しての学習、講習会への参加など、ある程度の努力と期間を要する。いっぽう、運動、旅行、レクリエーション、食事など一般的に知られている解消法がある[＊42]（表3-19）。六項目の英語の頭文字からSTRESSをキーワードにして示しているが、憶えやすいこともあり気楽に使用することも効果的である。

・幸福

幸福とは、『岩波哲学・思想事典』によると、一般的に言えば、ある主体の欲求ないし要求が持続的に満たされた状態を意味する。幸福の追求は人間にとって自然的かつ不可避の要求であるが、その内容は個々の主体のあり方に依存するため幸福概念の一義的な規定は不可能である。[*43]「幸せ」とは、『日本語大辞典』によると「幸福」、「幸運」とされているので、本書ではこれらを同じ言葉として扱ったが、引用文献については原文のままとした。

快楽主義は、快感を最大限にして苦痛を最小限にすることが原則である。[*44]少なくとも近代西欧世界では、快楽の追求は満足感を得る方法として広く支持されている。一方、快楽主義とは対照的な考え方、すなわち「真の幸せとは、自分の美徳を見つけ、それを育み、その美徳にしたがって生きること」がある。この考え方をまとめると「人は自分における最高のものを開拓すべきであり、その上で、特に他人、もしくは大きく人類の福祉を含む大きな善に奉仕するために、自分のスキルや才能を使うべきだという前提に等しいものとなる」[*44]とされている。[*44]

幸せの理論には、先に述べた快楽主義、ついで快楽を伴うかどうかは別にして自分の望むものを得ることと考える欲望説がある。そのほか客観的リスト説がある。この説は、真に価値あるものがこの世界には本当にあり、「病気からの解放」「物質的快適さ」「職業」「友情」「子ども」「教育」「知識」などのいくつかが成し遂げられることだとされている。[*44]

誰が幸せなのか、についてクリストファー・ピーターソンは以下のごとく述べている。[*44]最も特筆すべき一貫性のある発見は、「大多数の人が予想以上に幸せである」ということで、「どのような人でも幸せになることが可能だ」と結論づけている。第二に、幸せに関する決定因子の中で頑健なものはたくさんの友人、結婚、外向性、感謝などの社会的または対人的因子である。良好な社会的関係が究極の幸せのための必要条件のようである。第三に、楽観性、外向性、誠実さ、自尊感情、内的な統制の所在（自分に起きる出来事を自分で統制できると信じていること）といった特性は、自ら認めた幸福感との間に「中程度」ないし「強い」相関がある（表3-20）。

表3-20 幸福感および人生の満足感に関する正の相関

０～弱い	中程度	強い
年齢	友人の数	感謝
性別	結婚の有無	楽観性
学歴	宗教性	雇用の有無
社会的地位	余暇の生活レベル	セックスの頻度
収入	身体的健康	ポジティブ感情を経験する時間の割合
子供の有無	誠実さ	
人種(多数派対マイノリティー)	外交性	幸福感尺度の再検査信頼性
知能	神経症的傾向（負の相関）	
		一卵性双生児の幸福感
身体的魅力	内的な統制の所在	自尊感情

ピーターソン Ｃ（宇野カオリ訳）の文献（＊44）から引用

幸せに至る道が『エクササイズ―あなたの「幸せデータ」は何だろう?』に示されている。[*44] 快楽の追求、エンゲージメント（フローを生み出す活動に従事すること）の追求、意味の追求、勝利の追求の四つの可能性が指摘されている。これらの可能性を測定する尺度を表３-21に示した。四つのうち最も高い得点となったものが、主な志向性となる。四つのすべての志向性において高得点である場合、充実した人生を志向しており、人生の満足度は非常に高い傾向にある。四つの全てにおいて低い得点である場合、空しい人生を送っている場合が多く、人生の満足度は低い傾向にあり、この先の人生で、何か違うことをやってみようと考えるかもしれない。一つまたは二つの志向性で高得点であれば、人生に満足している可能性はあるが、独自のやり方で幸せになれるような、さらなる機会を探す可能性もある。

第５節 おわりに

百寿者のうち、「寝たきり老人」、「要介護老人」とされている「虚弱百寿者」を除いた「健康百寿老人」においても、加齢変化は徐々に進行しており、健康状態を維持する恒常性の幅も小さくなっている。しかし各臓器の働きは代償されており、生活の自立度は高い。

望ましい健康状態にあると考えられる百寿者の柴田氏は、九〇歳か

表3-21　あなたの「幸せデータ」は何だろう

	あなたの実際の生き方	得点
1	自分の人生にはもっと高い目標がある	1　2　3　4　5
2	人生は短いので、楽しみを先延ばしにすることなどできない	1　2　3　4　5
3	自分のスキルや能力が試されるような状況を探し求める	1　2　3　4　5
4	自分がきちんと生きているかいつも確認している	1　2　3　4　5
5	仕事でも遊びでも「ゾーンに入る」ことが多く、自分自身を意識しない	1　2　3　4　5
6	自分がやることにいつもものすごく夢中になる	1　2　3　4　5
7	自分の周囲で起きていることに気が散ることはめったにない	1　2　3　4　5
8	自分には世界をよりよい場所にする意義がある	1　2　3　4　5
9	自分の人生には永続的な意味がある	1　2　3　4　5
10	たとえ何をしていても、自分が勝つことが重要である	1　2　3　4　5
11	何をすべきか選ぶときには、それが楽しいことかどうかをいつも考慮する	1　2　3　4　5
12	自分がやることは社会にとって意義のあることだ	1　2　3　4　5
13	他の人より多くのことを達成したい	1　2　3　4　5
14	「人生は短い－大いに楽しもう」という言葉に同感する	1　2　3　4　5
15	自分の感覚を刺激することが大好きだ	1　2　3　4　5
16	競い合うことが大好きだ	1　2　3　4　5

「とてもよく当てはまる」：5点　「よく当てはまる」：4点　「どちらとも」：3点
「当てはまらない」：2点　「まったく当てはまらない」：1点

「快楽の追求」：設問2,11,14,15　「エンゲージメントの追求」：設問3,5,6,7
「意味の追求」：設問1,8,9,12　「勝利の追求」：設問4,10,13,16

ピーターソン C（宇野カオリ訳）の文献（＊44）から引用

ら詩作を始め九九歳で初詩集を出された。詩集から、自己を肯定し、自尊心を高め、創造性を高揚させ、人と過去に感謝し、人生に満足し、自分に対する周囲の高い評価に浸り味わっているように受け取れる。ポジティブ心理学の教えを自然に身につけられたのであろう。

現役の精神科医として活動している高橋氏は、著書で「患者さんから学ばせてもらった」、「皆様に役立ちたい」と述べているが、すべてに感謝し、才能や強みを生かして充実感ややりがいのあることを追求し、社会貢献にも生きる価値を見出しているように思える。

「超円熟アスリート」の二人は、自分の得意なこと、才能、強みが分かっていて、悲観的にならず楽観的な考え方で記録に挑戦し、それをク

表3-22　望ましい心の健康のための目標

1　ポジティブ心理学を利用する
- 新たな能力の開発に有効
- 楽しみの発見に有効
- 幸福感を増すことに役立つ

2　感謝することの効用
- 人間関係を育む
- 人生における良いことを当り前とみなす傾向が少なくなる
- 前向き（ポジティブ）の行動を促進
- 困難な状況に適応しやすくなる
- 自尊心を高める
- より活発な身体活動量が増える
- 身体不調の減少

3　強みを知り意識する
- 良い成果を上げるには強みを利用する
- 楽観主義を生む
- 自信を育む
- 洞察力を高める
- 方向感をもたらす
- レジリエンスを増強する

4　味わう
- 浸る（高い評価を受けた、称賛されたことなどに）
- ゆったり楽しむ（快感、夢中になる、お風呂など）
- 驚嘆する（音楽、絵画、写真などに）
- 感謝する（幸福を味わう、などに）

5　瞬間を味わう４ステップ
- ペースを落して体験を広げる（第１ステップ）
- 全神経を集中（第２ステップ）
- 五感を総動員する（第３ステップ）
- 楽しみをもたらすものについて思いをめぐらす（第４ステップ）

6　瞑想すると
- 増えること（ポジティブ感情、幸福感、レジリエンス、人生への満足感、エネルギー、寛容さ、創造性など）
- 減ること（ストレス、不安、抑うつ気分、孤独感、敵意、痛み、人間関係の問題など）

リアできて到達感、達成感、充実感、自己肯定感、自尊感をじっくりと味わい、それをバネに次の記録に挑戦しているように思える。広瀬教授はコメントとして、「二人には意欲がみなぎっており、家族の支えがあり、社会との繋がりがある」と述べている。

望ましい心の健康のための目標としては、ポジティブ心理学の技法を利用することであろう（表3-22）。具体的には、「感謝すること」、「強みを知りそれを意識すること」、「経験したこと、していることを味わうこと」、「現在の瞬間を味わうこと」、「瞑想すること」などである。そして価値を見失った場合には、生きる価値を見出し、それに従って行動することである。

よい人生とは、上記の「目標」とも重なる。上限はなく、「ポジティブ感情を多く持っている」、「才能や強みを生かして充実感のあることを追求している」、「集団組織に対して有意義な関わり方をしている」、「過去に感謝している」、「現在の生き方に満足している」、「未来に希望を持っている」などである。

幸福感および人生の満足度は、表3-20に示したごとく「感謝」、「楽観性」、「雇用の有無」、「ポジティブ感情」、「自尊感情」などとの相関が強く、「性」、「年齢」、「学歴」、「社会的地位」、「収入」、「子どもの有無」などとの相関は弱かった。いずれにしても、からだと心の健康力を可能な範囲で高めたい。

＊1　鈴木信「百寿者の健康」『百歳と語る』新興医学出版、七五―八五頁（二〇〇六年）
＊2　柴田トヨ『百歳』飛鳥新社（二〇一一年）
＊3　高橋幸枝『一〇〇歳の精神科医が見つけたこころの匙加減』飛鳥新社（二〇一六年）
＊4　日野原重明『生き方上手』ユーリーグ（二〇〇一年）
＊5　鈴木信「頼まれたことは断らない」『百歳と語る』新興医学出版、五七―六〇頁（二〇〇六年）
＊6　厚生労働省「食事バランスガイド」http://www.mhlw.go.jp/bunya/kenkou/eiyou-syokuji.html

*7　農林水産省　http://www.maff.go.jp/j/shokuiku/zissen-nabi/balance/
*8　「生活習慣病の知識と予防法」『家庭の医学第3版』（川名政敏総監修）成美堂出版、八二八—八四八頁（二〇一六年）
*9　厚生労働省　http://wwwo.nih.go.jp/eiken/programs/2012mets.pdf
*10　田辺解＝久野譜也「筋力アップメニュー」『病気予防百科』（渡邊昌＝和田攻総監修）日本医療企画、四一六—四一七頁（二〇〇七年）
*11　岡崎和伸＝能勢博「持久力アップ」『病気予防百科』（渡邊昌＝和田攻総監修）日本医療企画、四一八—四一九頁（二〇〇七年）
*12　「運動と健康［部位別・目的別・体力別］メニュー」『病気予防百科』（渡邊昌＝和田攻総監修）日本医療企画、三七七—四六〇頁（二〇〇七年）
*13　吉岡絵里＝岸本良美＝近藤和雄「アルコールはからだにいい？」『病気予防百科』（渡邊昌＝和田攻總監修）日本医療企画、二四二—二四三頁（二〇〇七年）
*14　松井敏央＝輪千督高＝神崎恒一「アルコール摂取と認知症」『認知症の最新医療』5巻、七八—八三頁（二〇一五年）
*15　甲斐一郎「喫煙」『医学書院医学大辞典』（伊藤正男＝井村裕夫＝高久史麿総編集）医学書院、五八八頁（二〇〇九年）
*16　古野純典「たばこの害」『病気予防百科』（渡邊昌＝和田攻総監修）日本医療企画、二四四—二四五頁（二〇〇七年）
*17　「禁煙を守る」『家庭の医学第3版』（川名政敏総監修）成美堂出版、八四六—八四七頁（二〇一六年）
*18　「尿、糞便検査」『臨床検査法提要』（金井正光＝奥村信生＝戸塚実ら編集）金原出版、一二三—一九八頁（二〇一五年）
*19　小椋力「ポジティブ心理学」『予防精神医学』星和書店、二一四—二一六頁（二〇一六年）
*20　ミリアム・アクタル（大野裕監訳＝山本眞利子訳）「うつ病に対するポジティブアプローチ・ポジティブ感情」『うつ病を克服するためのポジティブサイコロジー練習帳』創元社、一三—五二頁（二〇一五年）
*21　クリストファー・ピーターソン（宇野カオリ訳）「ポジティブ心理学の未来」『ポジティブ心理学入門』春秋社、三三一—三三七頁（二〇一二年）
*22　ミリアム・アクタル（大野裕監訳＝山本眞利子訳）「楽観主義を学ぶ—心理的自己防衛」『うつ病を克服するためのポジ

ティブサイコロジー練習帳』創元社、九四―一一三頁（二〇一五年）

＊23　ミリアム・アクタル（大野裕監訳＝山本眞利子訳）「感謝の態度」『うつ病を克服するためのポジティブサイコロジー練習帳』創元社、六九―七九頁（二〇一五年）

＊24　ミリアム・アクタル（大野裕監訳＝山本眞利子訳）「強みから強みへ―最高の状態をあなたへ」『うつ病を克服するためのポジティブサイコロジー練習帳』創元社、一六二―一七四頁（二〇一五年）

＊25　ミリアム・アクタル（大野裕監訳＝山本眞利子訳）「その瞬間を味わう」『うつ病を克服するためのポジティブサイコロジー練習帳』創元社、五三―六八頁（二〇一五年）

＊26　貝谷久宣「マインドフルネス」『現代精神医学事典』（加藤敏＝神庭重信＝中谷陽二ら編集）弘文堂、九七五―九七六頁（二〇一一年）

＊27　「瞑想」『広辞苑　第６版』（新村出編）岩波書店、二七五六頁（二〇〇八年）

＊28　ジョン・ガバットジン「巻頭言」『マインドフルネス認知療法』（シーガル・ＺＶ＝ウィリアムズ・ＪＭＧ＝ティーズデール・ＪＤ著、越川房子監訳）北大路書房、四頁（二〇〇七年）

＊29　シーガル・ＺＶ＝ウィリアムズ・ＪＭＧ＝ティーズデール・ＪＤ（越川房子監訳）「自動操縦状態に気づく」『マインドフルネス認知療法』北大路書房、六一―八八頁（二〇〇七年）

＊30　ミリアム・アクタル（大野裕監訳＝山本眞利子訳）「瞑想―マインドフルアプローチ」『うつ病を克服するためのポジティブサイコロジー練習帳』創元社、八〇―九三頁（二〇一五年）

＊31　泉谷周三郎「価値」『岩波哲学・思想事典』（廣松渉＝子安宣邦＝三島憲一ほか編集）岩波書店、二四二頁（二〇一二年）

＊32　クリストファー・ピーターソン（宇野カオリ訳）「価値観」『ポジティブ心理学入門』春秋社、一七一―一九六頁（二〇一二年）

＊33　Blackledge JT「Personal Values Questionnaire II: new improved taster」Association for Contextual Behavioral Science〈http://contextualpsychology.org/node/4840〉(August 20, 2010)

＊34　木下奈緒子「ＡＣＴのアセスメント・ツール」『ＡＣＴハンドブック』（武藤崇編）星和書店、一六一―一七六頁（二〇

一一年）

＊35 クリストファー・ピーターソン（宇野カオリ訳）「ポジティブな対人関係」『ポジティブ心理学入門』春秋社、二四九―二八四頁（二〇一二年）

＊36 カレン・ライビッチ＝アンドリュー・シャテー（宇野カオリ訳）『レジリエンスの教科書―逆境をはね返す世界最強のトレーニング』草思社、（二〇一五年）

＊37 『うつ病の認知療法・認知行動療法 治療者用マニュアル』厚生労働省科学研究費補助金こころの健康科学研究事業、http://mhlw.go.jp/bunya/shougaihoken/kokoro/dl/01.pdf

＊38 認知療法活用サイト―こころのスキルアップ・トレーニング http://mh.cbtjp.net/cbt/

＊39 大野裕『こころが晴れるノート―うつと不安の認知療法自習帳』創元社（二〇〇三年）

＊40 石川俊夫「ストレス」『医学書院医学大辞典』（伊藤正男＝井村祐夫＝高久央磨総編集）医学書院、一五〇七頁（二〇〇九年）

＊41 ケリー・マクゴニガル（神崎朗子訳）「自分のストレスマインドセットを知る」『スタンフォードのストレスを力に変える教科書』大和書房、五一―五三頁（二〇一五年）

＊42 「ストレス解消」『家庭の医学第3版』（川名正敏総監修）成美堂出版、八四二―八四三頁（二〇一六年）

＊43 牧野英二「幸福」『岩波哲学・思想辞典』（廣松渉＝子安宣邦＝三島憲一ら編集）岩波書店、五〇一頁（二〇一二年）

＊44 クリストファー・ピーターソン（宇野カオリ訳）「幸せ」『ポジティブ心理学入門』春秋社、八五―一一五頁（二〇一二年）

第4章　写真力と健康力

第1節　体と筋肉の構造と働き

廃用性萎縮とは、活動しないことによって人の体の器官が萎縮することである。例えば骨折後にギブス固定をしたり、寝たきりになったりすると骨格筋の萎縮などがおこることはよく知られている。体を使わないと最も低下する機能は筋力である。そこで本節では、体の構造と働きを筋肉を中心に述べたい。

人の体を構成するさまざまなレベルを図4-1に示した。人の体は数十兆単位の細胞から構成されている。筋細胞は収縮ないし短縮という働きに特化した細胞であり、骨格筋細胞の集合からなる骨格筋組織は、顕微鏡的に横縞がみえるため横紋筋、意識的にコントロールできるので随意筋、運動をおこす、姿勢を保つ、関節を安定させるなど骨格を支える役割をもつことから骨格筋とも称されている。[*1]

平滑筋は、図4-1に示されているごとく横紋をもたず、意識的に筋をコントロールできず、不随意に働くことから不随意筋、胃・肺・気管支などの内臓の壁に存在することから内臓性筋肉とされている。

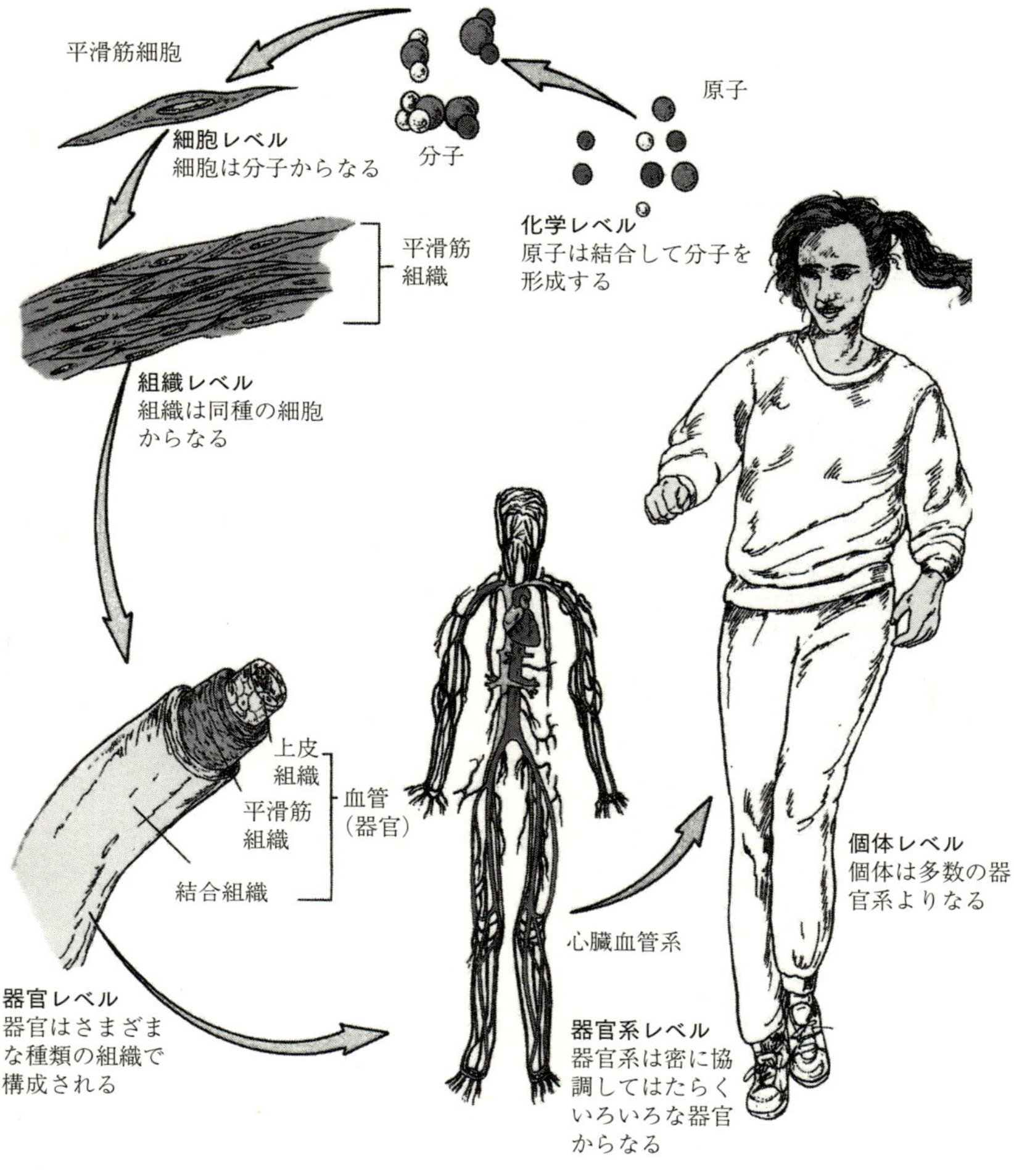

図4-1　人体を構成するさまざまなレベル

この図では心臓血管系の構成要素を例に、人間をつくり上げている構成レベルを示している。

マリーブ EN（林正健二ら訳）の文献（＊1）から引用

器官は、肉眼的に一定の形をもった構造であり、全身に拡がる血管、内臓では肝臓など、運動関連では骨や筋肉が相当する。血管は、心臓という器官とともに心臓血管系をかたちづくる。そして皮膚、骨格系、消化器系、呼吸器系など多数の器官系が統合されて個体が形づくられることになる。

全身の主な筋肉を図４-２で示した。[*2] シャッター・ボタンを押すさいには、図では示されていないが、右利きであれば右手第二指を使うことが多く、その場合、右手第二指の深指屈筋、浅指屈筋、橈側手根筋などが収縮し、それと同時に拮抗する筋が弛緩することになる。カメラを両手で支えるとすれば、両側の僧帽筋、大胸筋、三角筋、上腕二頭筋、橈側手根筋など、両側の首から胸部、上腕、前腕の筋肉を使うことになる。それぞれの筋肉には起始部と停止部があり、運動に及ぼす各筋肉の役割、機能は決まっている。これらの各筋肉の働きは、行動目的に応じて、小脳などにより細かく調整されている。

筋の働きについて以下のことが知られている。①骨格筋が収縮する場合、なめらかで持続的であり（強縮性）、筋収縮の強度は収縮する筋細胞数に比例し、細胞数が少ないほど弱くなる。②筋の収縮には、筋が収縮して運動が生ずる等張性と、筋は収縮するが短縮せず緊張を増す等尺性がある。③筋の緊張は筋が刺激に直ちに反応できる状態を保つために役立ち、神経刺激がなくなると筋は緊張を失い、萎縮する。④不活発な筋は萎縮し、筋力をこえる抵抗に対抗して運動すれば筋は量と強さを増す。⑤筋が健康であるためには規則的な運動を必要とする。

運動の実施に関する具体的な内容については第３章第２節で具体的に述べたので参照してほしい。要するに筋は動かさなければ力を失い、鍛えれば強くなるのである。

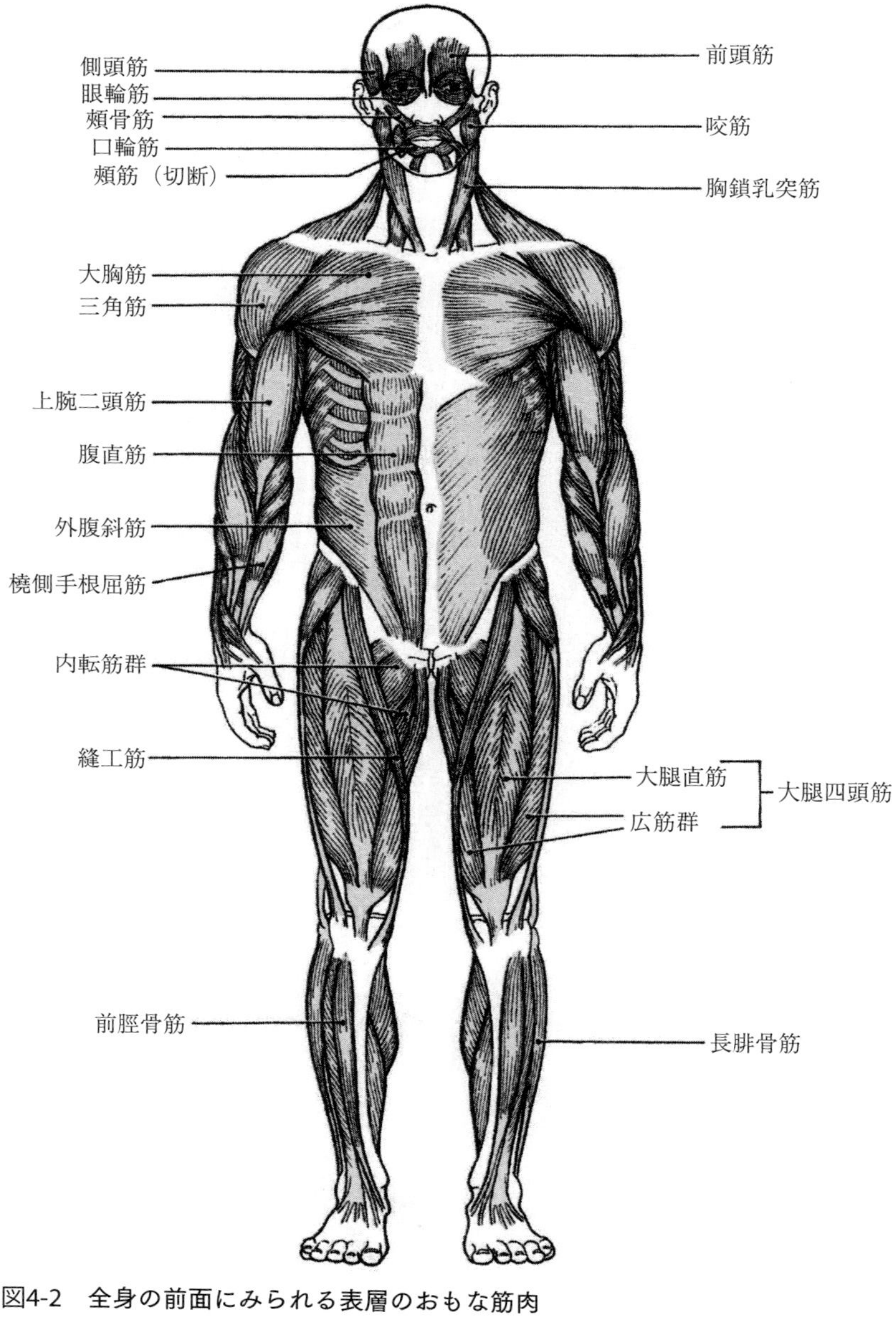

図4-2　全身の前面にみられる表層のおもな筋肉

マリーブ EN（林正健二ら訳）の文献（＊ 2 ）から引用

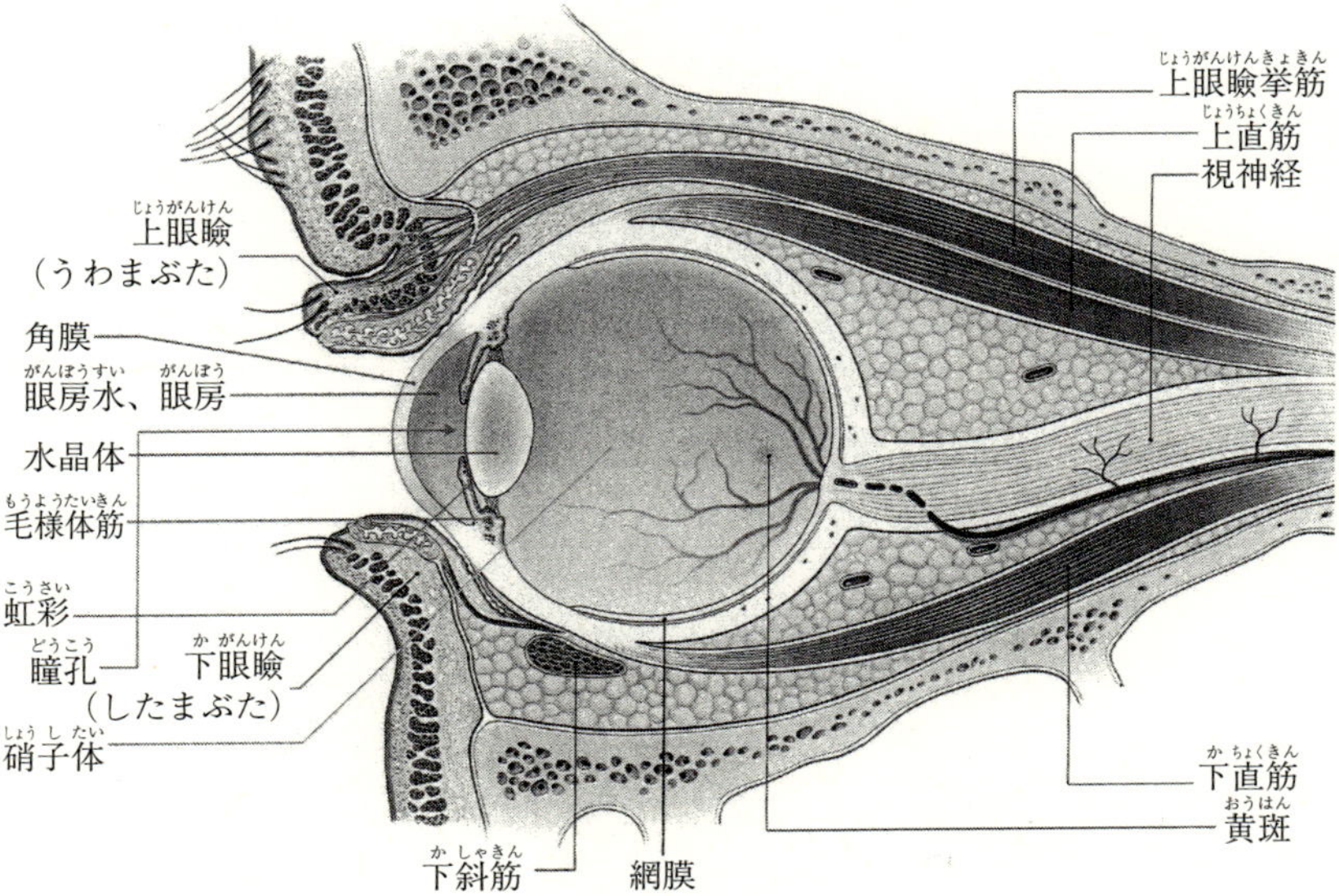

図4-3　眼窩の縦断面

眼窩とは眼球、視神経、外眼筋（図では上眼瞼挙筋、上直筋、下直筋、下斜筋のみを示す）、眼球周囲脂肪体などを収容する頭蓋骨前面のくぼみである。

山内昭雄らの文献（＊３）から引用

第2節　眼と脳の構造と働き

・カメラと眼の類似点と相違点

対象を見ることに関する感覚は視覚であり、視覚は光のエネルギーが網膜の感覚細胞に対して刺激となって生じる感覚である。視覚に関連した視覚器には、直径二二～二四㎜程度でほぼ球形をした眼球、まぶた（眼瞼）、涙腺、結膜などの眼球付属器、網膜から脳に情報を伝える視神経、そして脳における情報処理を受け持つ視中枢の四器官がある（図4-3）。

カメラと眼の類似点・相違点をみると、基本的には、表4-1に示すごとく保護機能、屈折作用、距離調節に関して原理的な相違はなく類似している。両者間の大きな相違は光子検出とその後の脳における情報処理にある。この件については後に詳しく述べるが脳に至るまでにおいて細かな相違があり、眼球の構造と機能における精巧さに驚かされる。[*3]

表4-1　カメラと眼の比較

<table>
<tr><th colspan="3">一眼レフカメラ</th><th colspan="3">眼</th></tr>
<tr><th colspan="2">部品・部分</th><th>機能</th><th colspan="2">機能</th><th>器官</th></tr>
<tr><td colspan="2">レンズキャップ</td><td>レンズの機械的保護</td><td>保護</td><td>眼球の機械的保護
網膜の光学的保護
眼の疲労回復</td><td>上・下眼瞼
（まぶた）</td></tr>
<tr><td rowspan="5">鏡筒</td><td colspan="2" rowspan="3">組みあわせレンズ
（数枚から十数枚のレンズ）</td><td rowspan="3">屈折作用</td><td>メニスカス凹レンズ
屈折力は水晶体より大</td><td>角膜</td></tr>
<tr><td>水晶体前面の空間</td><td>眼房水・眼房</td></tr>
<tr><td>両凸レンズ
（変形による可変焦点距離）</td><td>水晶体</td></tr>
<tr><td>サーボモーター</td><td>鏡筒内でレンズ系の一部分を移動させて焦点距離を調節</td><td>距離調節</td><td>収縮、弛緩により水晶体前面の曲率を変えて焦点距離を調整</td><td>毛様体筋</td></tr>
<tr><td>絞り</td><td>空間的調節
（有効口径）</td><td rowspan="2">光量調節</td><td>空間的調節</td><td>虹彩</td></tr>
<tr><td colspan="2">シャッター</td><td>時間的調節</td><td>有効口径</td><td>瞳孔</td></tr>
<tr><td colspan="2">フィルム室</td><td>適切な大きさの
被写体像の確保</td><td>空間保持</td><td>適切な大きさの物体像
の確保</td><td>硝子体</td></tr>
<tr><td>フィルム</td><td colspan="2">感光色素（感度固定）
カラー用感光色素分子
白黒用感光色素分子</td><td>光子検出</td><td>感光色素（感度可変）
錐体細胞（700万個）
杆体細胞（１億3000万個）</td><td>網膜</td></tr>
<tr><td>撮像素子</td><td colspan="2">CCD イメージセンサー
CMOS イメージセンサー</td><td>光子検出</td><td></td><td></td></tr>
</table>

山内昭雄らの文献（＊３）から引用し一部を改変

・精巧な眼球の構造と働き

カメラのレンズキャップは、レンズを保護し、眼の場合は、まぶた（眼瞼）がその役割を果たす（表4-1）。光量の調整は眼の場合、主としてひとみ（瞳孔）がその役割を果たすとともに、まぶたもまたその開閉により極端に強い光を防ぎ網膜を保護している。まぶたには、まつげ（睫毛）があり、これも眼を保護している。まぶたにはマイボーム（ドイツ人医師の名前）腺があり、この腺から常時脂肪分が分泌され、なみだ（涙液）と混じって油層を形成し、なみだの蒸発やまぶたからの流失を防いでいる。いずれも眼を保護する役割を果たしている。[*3]

涙腺は、上まぶたなどにあり、涙を分泌する。涙は眼球表面で涙液膜を作り、角膜表面の凸凹を補正して物を見やすくするほか、殺菌の役割、潤滑剤としての役割をもっている。まぶたには上記機能のほかに、まぶたを閉じて光を遮断し安静を保つことなどによる疲労回復作用もある。

屈折作用、距離調節、光量調節などに関しても、眼は、カメラにはない複雑で合理的な機能をもっている。例えば、眼球は上下左右に回転させることができるが、カメラのレンズだけを独立して上下左右に動かすことはできない。その他の機能については本書の目的から離れること、紙数のことなどもありここでは省略した。

・デジタルカメラの撮像素子

デジタルカメラの場合、撮像素子として光信号を電気信号に変換させるフォトダイオードが使用されている。このフォトダイオードの集合体がＣＣＤ（Charge Coupled Device）で、画素数が三〇〇万のＣＣＤの場合、三〇〇万個のフォトダイオードが使われている。被写体からの光信号は、赤、緑、青の三原色に一旦分けられ、それぞれについてＣＣＤが付けられ、その結果、電気信号として取り出され、記録されることになる。

画素数が多いほど色再現性、感度、ノイズ、ダイナミックレンジなどあらゆる点で有利であるが、反面画素数が多いほどカメラのボディが大型化し高価となる。撮像素子のサイズを変えずに画素数を増やすと、一画素あたりの面積が小さくなるのでダイナミックレンジが狭くなり、画素数を増やすことには限界がある。

撮像素子と、その周辺に組み込まれた画像処理回路およびソフトウエアにより、レンズを通って届いた撮影対象の光信号は、必要な補正と変換がなされた後に、デジタル画像として不揮発性メモリーに蓄えられる。不揮発性メモリーは、脱着可能なＳＤなどのメモリー・カードの形態で提供されている。得られた画像はカメラ内蔵の液晶モニターで直接に見ることができるし、メモリー・カードをカメラから取り外して、ＰＣ（パソコン）や専用プリンターに装着して見たり、印刷したり、更なる画像処理を施したりできる。これらの情報のすべては、正確に、しかも長期間にわたって損失なく保持される。この点は、ヒトの記憶と大きく異なるカメラの長所である。

液晶モニターは、赤、緑、青の三原色の組み合わせ（ＲＧＢ方式）で色を表現し、プリンターでは、三原色に黒を加えた四色のインクの配合割合を変えることにより色を表している。

・網膜における神経刺激への変換

眼の網膜は眼球の壁を構成する三層のうちいちばん内側の層であり、光刺激を神経刺激に変換し、視神経に伝える役割を果たしている（図4-4）[*4]。具体的にみると、光刺激は瞳孔、角膜、水晶体を通過した後、網膜の神経節細胞層などを通り最奥部の杆体《かんたい》（杆体細胞）と錐体《すいたい》（錐体細胞）から成る視細胞に到達する。参考までに神経系の形態的・機能的単位である細胞（ニューロン）の基本構造の模式図とゴルジ染色されたニューロンの実像を図4-5[*5]に示した。

杆体は、微弱な光を敏感にとらえるが、光が強すぎれば活動は飽和状態になり機能しなくなる。しかしその光情報は、消失することなく次の層にある双極細胞、神経節細胞に分散させ脳へ送り出されている。

錐体は、いっぽう強い光を受けた場合、赤、緑、青の色光部分を能率よく受け取り、これらの情報を双極細胞に伝達する。双極細胞は、視細胞からの入力を受け、信号を神経節細胞へ出力している。一億二、五〇〇万個の視細

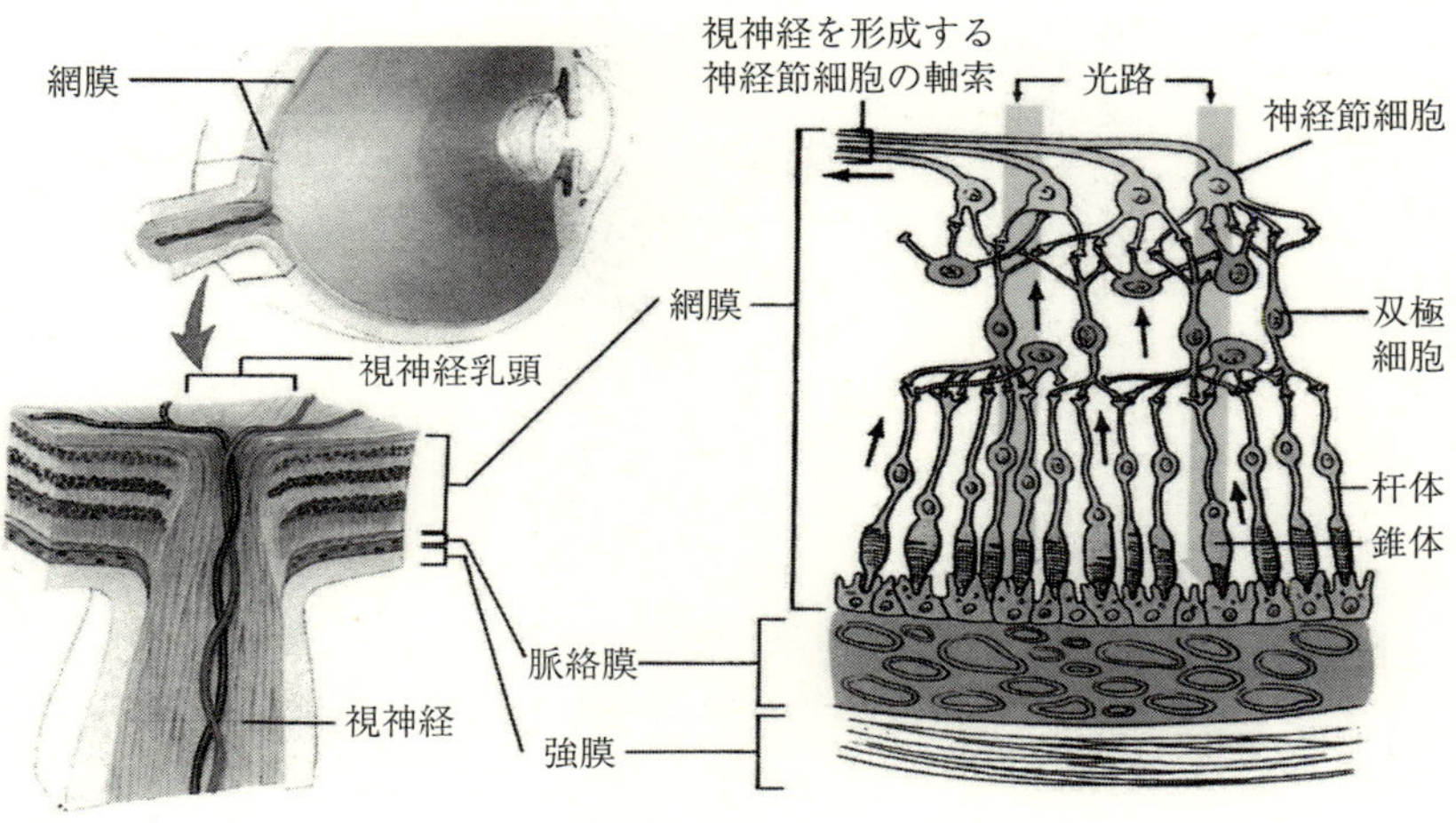

図4-4　網膜の構造

光は、網膜を通過して網膜の外層近くにある杆体や錐体を刺激する。この光受容器からの視覚情報は、光とは逆の方向に進み、双極細胞を経て神経節細胞に伝えられる。神経節細胞の軸索は、視神経乳頭の部位で眼球を出て視神経を形成する。

マリーブ EN（林正健二ら訳）の文献（＊４）から引用

胞からの情報は一〇〇万個の神経節細胞へと収斂して伝達される。神経節細胞には三タイプの異なった細胞があり、活動電位の伝導速度などに差がある。これらの細胞は各細胞の特徴を生かしながら、役割を分担しながら情報を並列的に処理している。

神経節細胞は、集合して束となり一本の視神経（両眼で二本）として眼球から離れ、脳内に情報を伝達している。

網膜の構造には網膜における部位による差がある。中心窩《か》は視神経乳頭の近くにあり直径一・五㎜の網膜の浅い陥凹部である（図4-4[*4]、図4-6[*6]）。神経節細胞層と内顆粒層は側方に押しのけられているため、光は中心窩《か》の視細胞に直接当たる。杆体はなく錐体のみが存在し密度も高い。そのため暗所では感度は低いが明所における感度は最も高い。この部位の特徴的な構造により、中心窩《か》では光が散乱したり、像がぼやけたりすることが少なく、最高の視力が得られる。この部位を利用すると最高のピントが得られる。

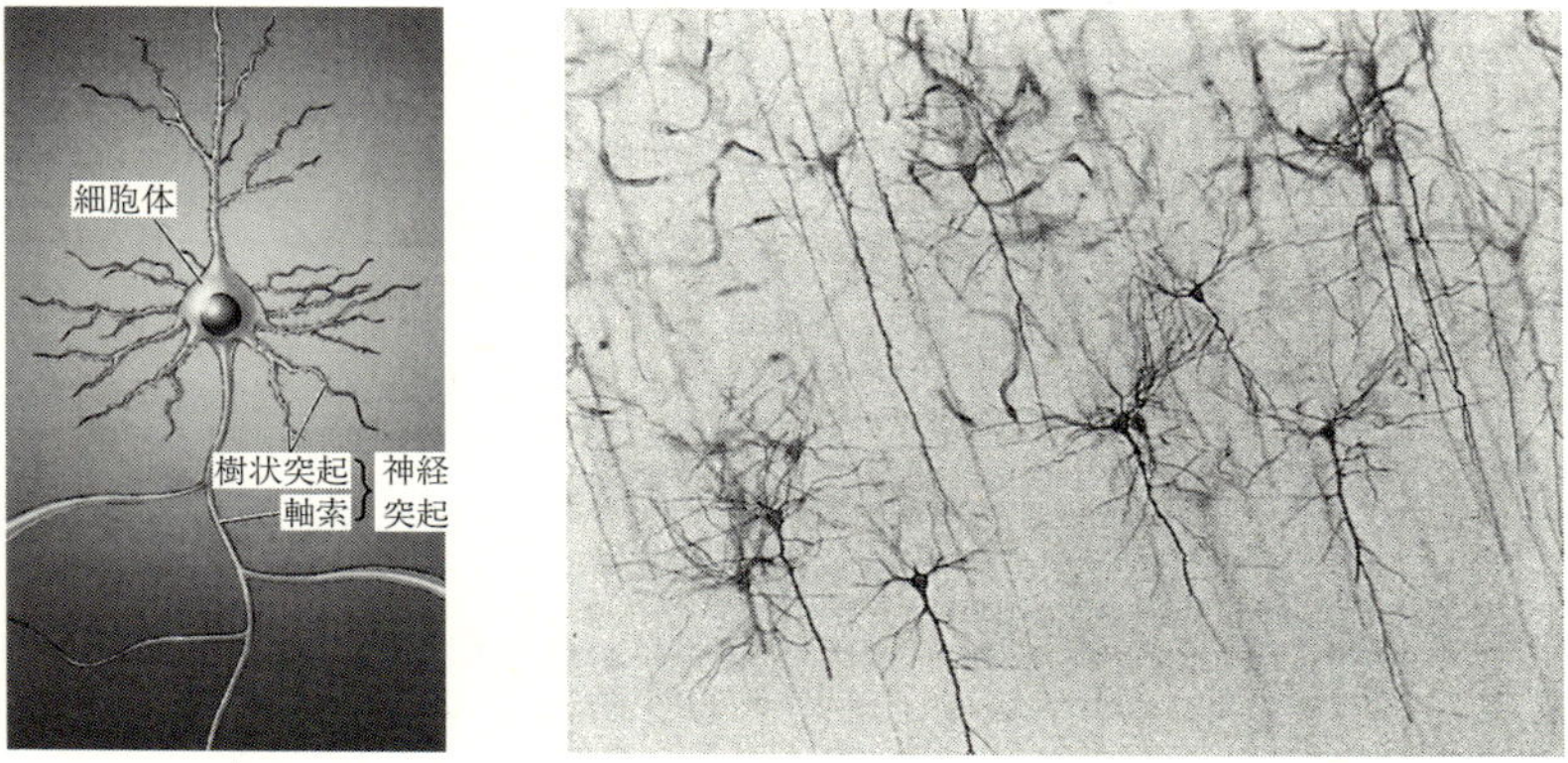

左　右

図4-5　ニューロンの基本構造とゴルジ染色されたニューロン

左の図はニューロンの基本構造の模式図で、細胞から長い軸索と短い樹状突起の２種類の突起があり、前者は細胞体から情報をほかのニューロンの樹状突起に送り、後者は他のニューロンからの情報を受け取っている。両者は接合部位（シナプス）でつながっている。

右図は神経細胞や樹状突起が顕微鏡で見やすくするゴルジ染色法で染色されたニューロンの拡大実物写真である。

ベアー MF ら（加藤宏司ら訳）の文献（＊５）から引用

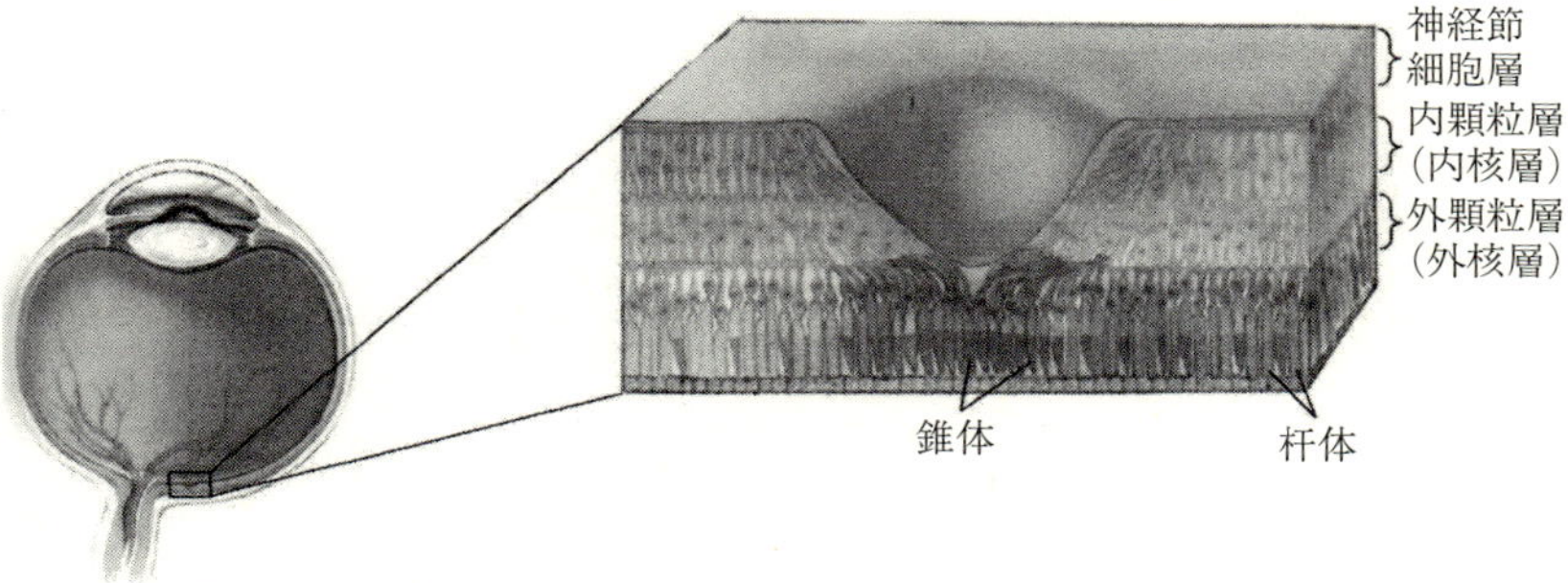

図4-6　中心窩の断面図（右眼）

神経節細胞と内顆粒層は側方に押しのけられているため、光は中心窩の視細胞に直接当たる。

ベアー MF ら（加藤宏司ら訳）の文献（＊６）から引用

・視覚中枢の部位と働き

外界の視覚情報は、視細胞により神経刺激に変換され、視神経に送られる。視神経は一本の束（左右で二本）となり、視交叉で左右の眼球のそれぞれの内側（鼻側）から出た神経線維が対側へ交叉し視索となる。右側の視索は左右の網膜の右半分からの神経線維からなり、左側のそれは左半分からの神経線維から構成されている（図4-7）。その結果、一方の眼球に障害がおこってもその影響を最小限にとどめることが可能になっている。

視索からの情報は、視床後部にある外側膝状体《がいそくしつじょうたい》に送られる。外側膝状体は六層の細部構造からなっており、六層の各部位で分担して対応している。すなわち情報の並列処理が行われていることになる。外側膝状体からの視覚情報は、視放線を経由して、後頭極にある視覚野（視覚一次野、V1野、ブロードマン17野）に達する（表4-2）[*7]。

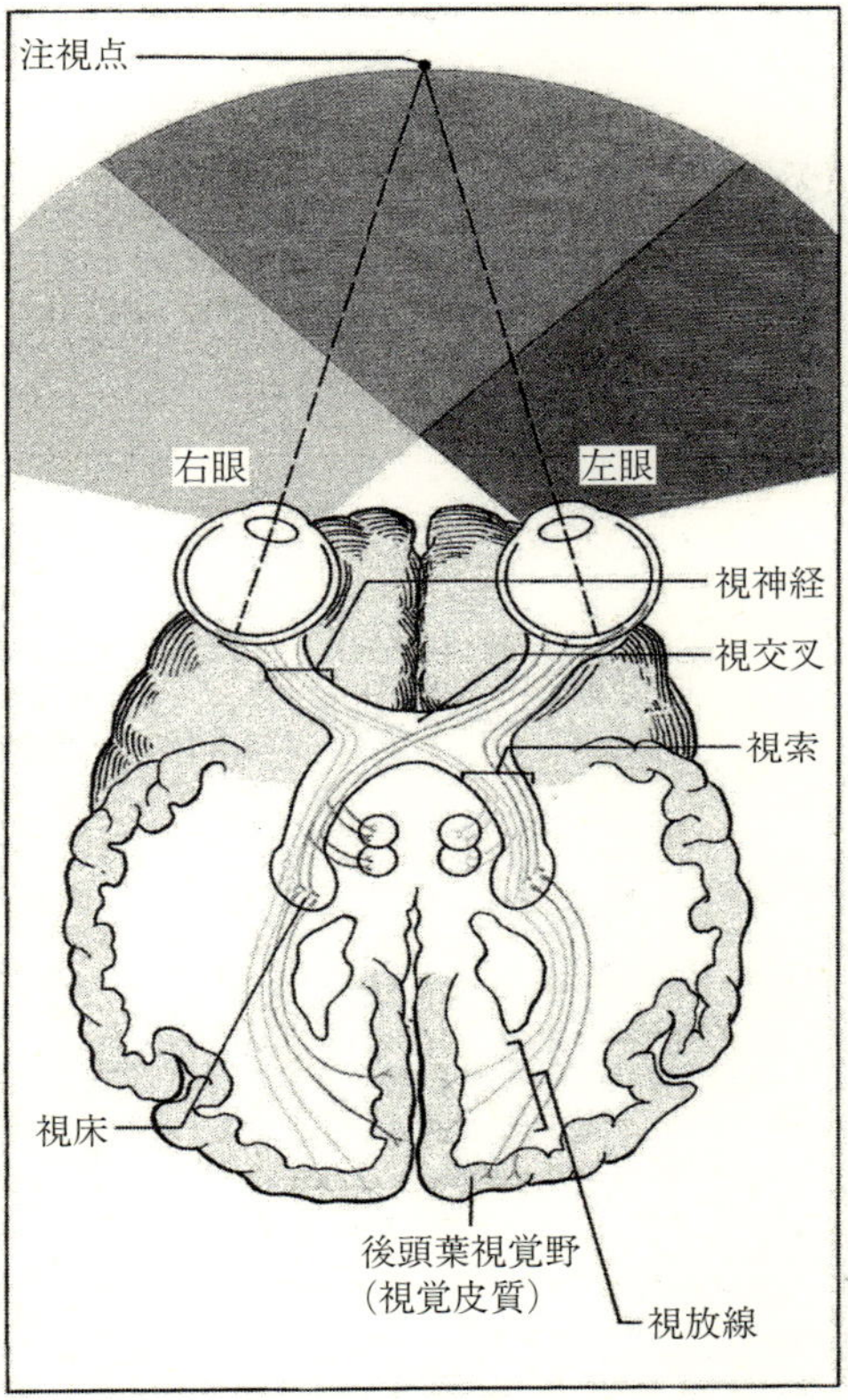

図4-7　両眼の視野と視覚路

左右の視野には重なる部分（両眼視の領域）があり、これにより立体的に物を見ることができる。

マリーブ EN（林正健二ら訳）の文献（＊4）から引用）

表4-2　視覚に関連する脳部位とその働き

ブロードマン分類番号	呼称	脳部位	機能
8	前頭眼野	上前頭回後部	眼球の随意運動
17	視覚野	後頭極	視覚刺激の受け入れ（１次中枢）
18	視覚性連合野	後頭葉外側面	視覚の意味を考える（２次中枢）
23〜24	帯状回	帯状回	記憶を取り出す
26	辺縁系	小帯回	記憶を取り出す
27	辺縁系	歯状回	記憶を取り出す
28	辺縁系	海馬回	記憶の貯蔵箇所
29〜33	辺縁系	帯状回	記憶を取り出す
35	辺縁系	海馬回の一部	記憶の貯蔵箇所
36	側頭連合野	海馬傍回	短期記憶に強く関与
37	後頭連合野	外側後頭側頭回	視覚と体性知覚（触覚・痛覚など）の統合
46	前頭連合野	中前頭回	知能的人格の形成
47	前頭連合野	前頭葉下面後部	情緒的人格の形成

ブロードマン分類番号とは、ドイツ人医師ブロードマンが脳の細胞構築を52の皮質領野に分け、それぞれに番号を付けた。

山内昭雄らの文献（＊７）から引用

視覚一次野（V1）からの経路については、一つは皮質から背側を回って頭頂葉へと伸びる背側路と腹側を回って側頭葉に向かう腹側路がある。前者は対象の動きの分析と視覚による運動の制御に関連しており、後者は色、形の知覚と物体の認知に関与しているとされている。

視覚情報はV1から脳の各部に伝達され、後に述べる注意、記憶などの影響を受け、より具体的な視覚情報として知覚されることになる。一〇〇万個の神経節細胞からの出力が視覚情報処理に関わる後頭葉、側頭葉、頭頂葉の一〇億個を超える皮質ニューロンの活動を引きおこしている。この広範な皮質活動が統合されて、視界についての単一で継ぎ目のない知覚が作り上げられている。

・視覚に及ぼす注意の影響

注意とは、同時に生じている情報を選択的に処理する過程をいう。物を見る場合、注意は視野の中にある多くの物の中から一つの物への集中を可能にすることができる。

視覚間の問題に限らず、視覚と聴覚、嗅覚、触覚など他の感覚との間でも同様である。コーヒーの香りと味を楽しみながら読書する場合、読書の内容、個人差にもよるが、例えば音などの他の感覚刺激がない方が注意の分散が減り、集中力・理解力は高まろう。注意を向ければ、対象となった被写体の検出力は高まり、反応速度が速くなることが科学的に証明されている。

注意に関連する決定的な脳部位は現在のところ明らかになっていないが、視床の後部にある視床枕核が注目されている。この部位と後頭葉、頭頂葉、側頭葉における視覚皮質野との間に、相互の神経連絡がある。このことが、注意機能を含む脳の広範囲に及ぶ皮質活動を修飾する能力と関連すると考えられている。

・視覚に及ぼす記憶の影響

記憶とは、『広辞苑』によると、「ものごとを忘れずに覚えている、または覚えておくこと。また、その内容。生物体に過去の影響が残ること。過去の経験を保持し、それを後に思い出すこと。将来の行動に必要な情報をその時点まで保持すること。コンピューターで必要な情報を保持しておくこと」とされている。

記憶内容はまず一時的に記録され、記銘された内容の一部は一定時間保持され、その後ある時間が経過して想起あるいは再現されることになる。この記憶機能の時間軸に沿った流れは、「記憶過程」と称されている。さらに、保持期間中に記憶内容がより安定化する過程は「固定化」と呼ばれている。記憶の障害は、いずれの過程でも生ずる（図4-8）[*8]。

記憶は、記憶内容の保持期間により、短期記憶、長期記憶などに分けられている。短期記憶の保持時間は約一分以内の記憶であり、例えば三つの単語（桜、猫、電車）などを記憶させ、三〇秒後に想起させることにより、短期記憶を調べることができる。短期記憶には容量に制限がある。

長期記憶は、短期記憶より保持時間の長い記憶であり、記銘後ある程度の時間が経過しているため、保持されて

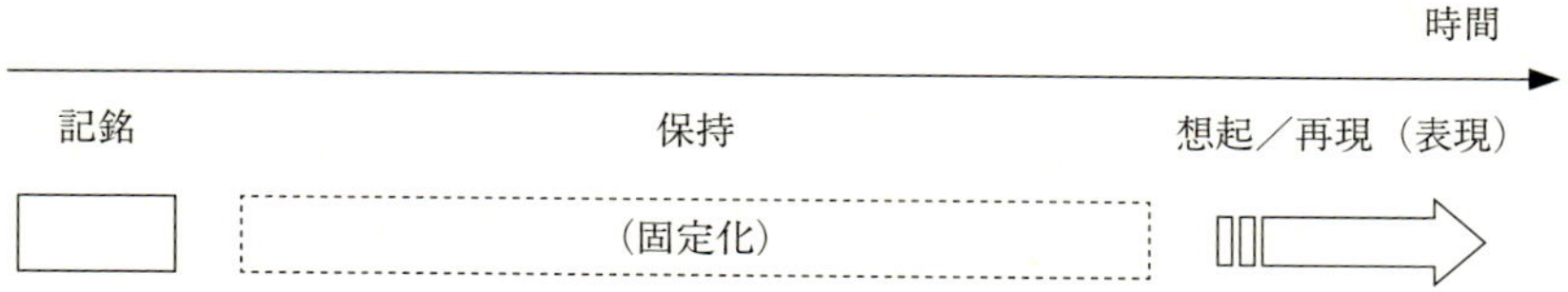

図4-8　記憶過程

藤井俊勝の文献（＊８）から引用

いる情報は一旦意識から消えるが、必要に応じて想起できる。三単語の五分後の想起も、二年前の外国旅行も長期記憶である。長期記憶には、記憶容量の制限はない。したがって努力によって記憶量を増やすことができる。

　作業記憶は、ワーキングメモリーともいわれて、情報を受動的に貯えるだけではなく、容量の限られた短期記憶の情報処理量を増やし、能動的に情報を処理するシステムである。したがって作業記憶は、情報の保持と認知的処理の両者に関連しているといえる。

　生体は各種の異なる種類の情報を記憶しており、それぞれの記憶は個別の記憶システムで動いていると考えられている。そして長期記憶は図４-９[*8]のごとく分類されている。まず長期記憶は「陳述記憶」と「非陳述記憶」に大別できる。前者は、言葉にして述べることができる記憶であり、想起時に保持内容を想起しているという意識を伴っている。これには「エピソード記憶」と「意味記憶」がある。エピソード記憶は、生活史の記憶であり、いわば日記のような体験である。認知症にみられる記憶障害はこのエピソード記憶障害である。意味記憶は、単語・数字・物事の概念など一般的な知識の記憶である。他者との会話は、主として意味記憶を基礎にエピソード記憶を交えて行われている。

　非陳述記憶は、陳述記憶のごとく言葉にして述べることができない記憶で、意識上に内容を想起できない記憶であり、「手続き記憶」、「プライミング」などがある。手続き記憶は、自動的に手順や手続きを再現する際の知覚的、運動的、認知的記憶であり、いわば体で覚える記憶である。ベテランカメラマンのカメラ操作は、手続き記憶による動作である。

　プライミングは、「呼び水を差す」の意味であり、「一回見たものは二回目には認知しや

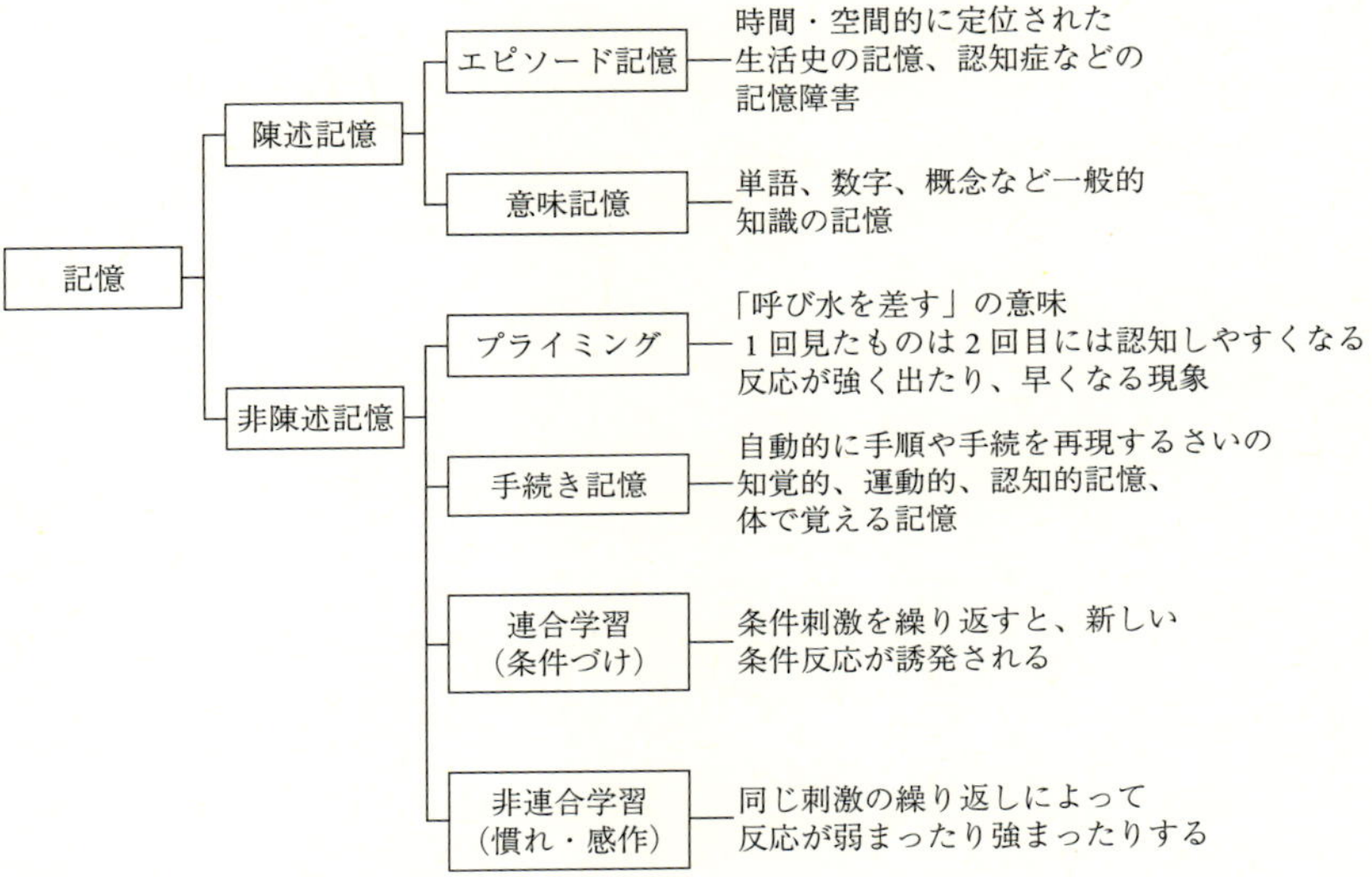

図4-9　記憶の分類図（記憶システム）

藤井俊勝の文献（＊８）から引用

すくなる」ことはプライミング効果である。

・視覚刺激による誘発電位

視覚情報の処理が、脳内でどのように行われているのかをヒトで調べる方法として視覚誘発電位がある。この方法は、臨床の現場でも使用されている。脳内の特定部位または末梢神経を刺激すると、誘発反応により大脳皮質から集合活動電位を記録することができるので、この電位を誘発電位と称している。誘発電位のうち、視覚刺激を与えることにより網膜に発生した興奮が、後頭葉皮質の視覚野に伝達されて生ずる電気的な反応を視覚誘発電位（visual evoked potential、ＶＥＰ）と呼んでいる。

視覚刺激に対する眼や脳の視覚反応は、以下の三段階に分けられている。1)感覚レベル（見えるか、見えないか）、2)知覚レベル（形、色、大きさ、奥行きなどが分かるか）、3)認知／情動レベル（見えたものがどう見えるか、どう感じるか）、である。

各視覚反応の誘発電位波形（図４-10）[*9] と発生源は以下のごとくである。感覚レベルの視覚反応は視覚刺激後三〇～六〇ミリ秒の潜時で出現し、発生源は網膜であ

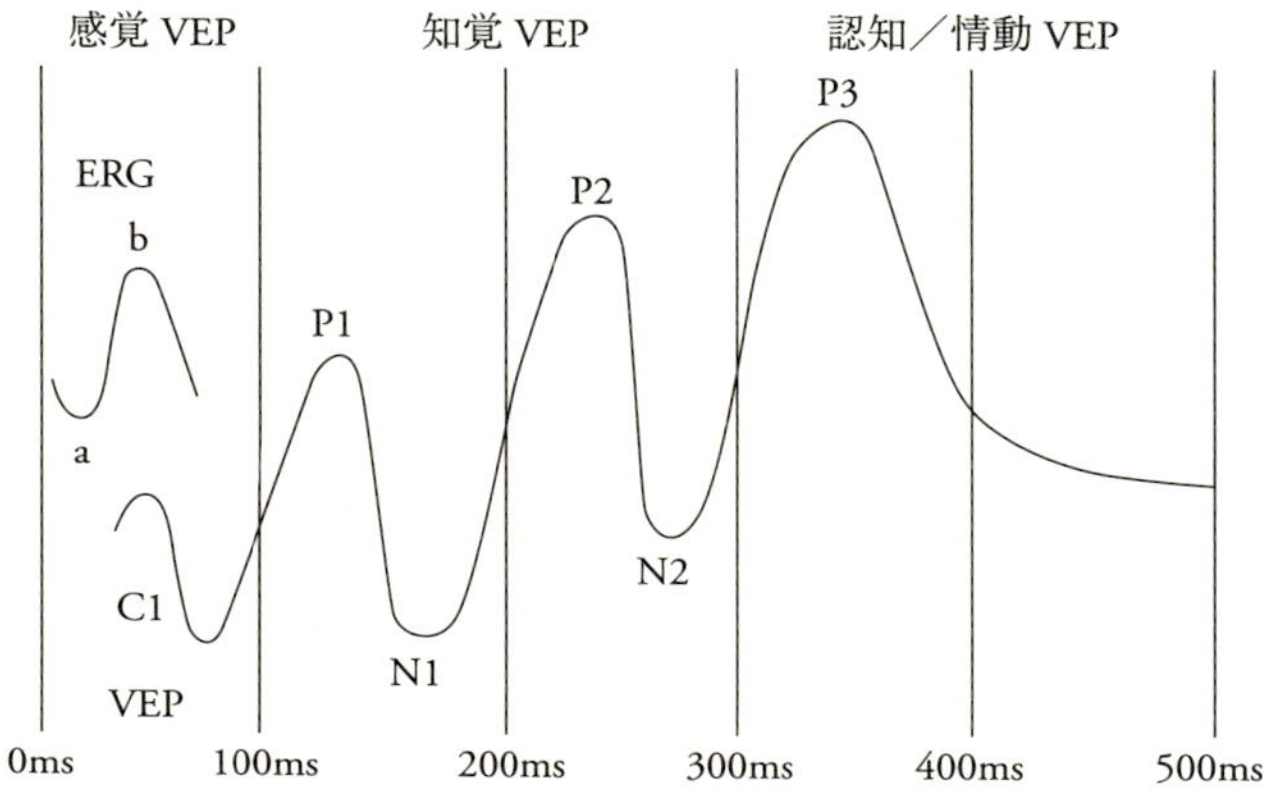

図4-10　視覚誘発電位（VEP）の階層的分類

黒岩義之らの文献（＊９）から引用

り、網膜電図（electroretinogram、ＥＲＧ）に相当する。C1は刺激後五〇～九〇ミリ秒に出現し、起源は後頭葉の視覚一次野である。

知覚レベルの視覚反応は、感覚レベルの反応より遅く、刺激後八〇～一九〇ミリ秒の潜時で出現するP1、N1、一八〇～三二〇ミリ秒後に出現するP2、N2が含まれる。

認知／情動レベルの反応はさらに遅く刺激後三〇〇～四五〇ミリ秒で出現するP3が含まれ、起源は両側の側頭・頭頂皮質である。以上のごとく視覚情報は時間軸に沿って処理されていることになる。

視覚誘発電位は、上記のごとく視覚系機能を詳細に調べることができることと、被験者に対する侵襲が少ないこともあって臨床で広く使用されている。例えば、脱髄性疾患（多発性硬化症など）、視神経炎、各種の視神経症、弱視などの診断、他覚的な視力評価として乳幼児の視機能評価、心因性視覚障害の診断、詐盲《さもう》（虚偽の視力）の判定などに使用されている。

・事象関連電位

事象関連電位（event-related potential, ＥＲＰ）は被験者が種々の精神作業課題を行うことにより誘発される電位の総称である。ＥＲＰは、予期、注意、知覚、検索、識別、意志決定、記憶など脳の情報処理過程と対応した大脳活動を反映するとされている。[*10]

Ｐ３００（Ｐ３）は、ＥＲＰの中で研究がもっとも進んでいる成分である。Ｐ３００を記録するさい用いられる心理課題はオドボール課題であり、この課題の遂行中において低頻度目標刺激後、潜時約三〇〇ミリ秒付近に出現する頭頂部優位の陽性電位がP300成分である。P300が反映する心理学的な意義については、「判断」、「刺激評価」、「判断後の吟味」、「文脈更新」など多様な意味付けがなされている。

近年、P300には前頭・中心部優位に出現するP3aと、頭頂部優位に出現するP3bの二成分があることがわかってきた。P3aとP3bの心理的意味について、丹羽らは以下のごとく述べている。[*11]「P3aは、高頻度課題無関連刺激から逸脱した刺激であることを無意識的に検知するという心理過程を反映すると考えられる。P3bについては、出現した刺激の評価と意味判断を意識的に行い、被験者の行動を制御している心の中の認知図式が無意識的にバージョンアップされる心理過程を反映すると考えられる」。

精神神経疾患についての研究によると、認知症患者のP300潜時は、同年令の対照者と比較して長く、しかも潜時の延長は認知症の程度と関連することが報告されている（図4-11）。P300潜時は、健常者でも年令が増すとともに延長することは一九七〇年代から知られていた。パーキンソン病でもP300潜時の延長が認められている。

統合失調症においてもP300の異常が認められており、筆者らの研究でも明らかである。P3bの振幅の低下と潜時の延長が安定的に認められており、P300の異常は統合失調症の言語や思考の異常との関連が報告されている。

ミスマッチ陰性電位（mismatch negativity, MMN）は、事象関連電位の一つである。規則正しい標準刺激の中にまれに不規則な偏倚刺激が出現すると偏倚刺激に対し刺激後約二〇〇ミリ秒附近にピークをもつ前頭部優位の陰性電位が出現し、これをMMNと称している。これは、課題効果、主観的因子と関連しないので、短期記憶に関連する自動的かつ前認知的な情報処理過程を反映すると考えられている。統合失調症で異常が見出されているほか、筆者らはうつ病者のうつ状態時、さらにはうつ状態からの回復した寛解状態にもMMNの異常を見出しており、MMN

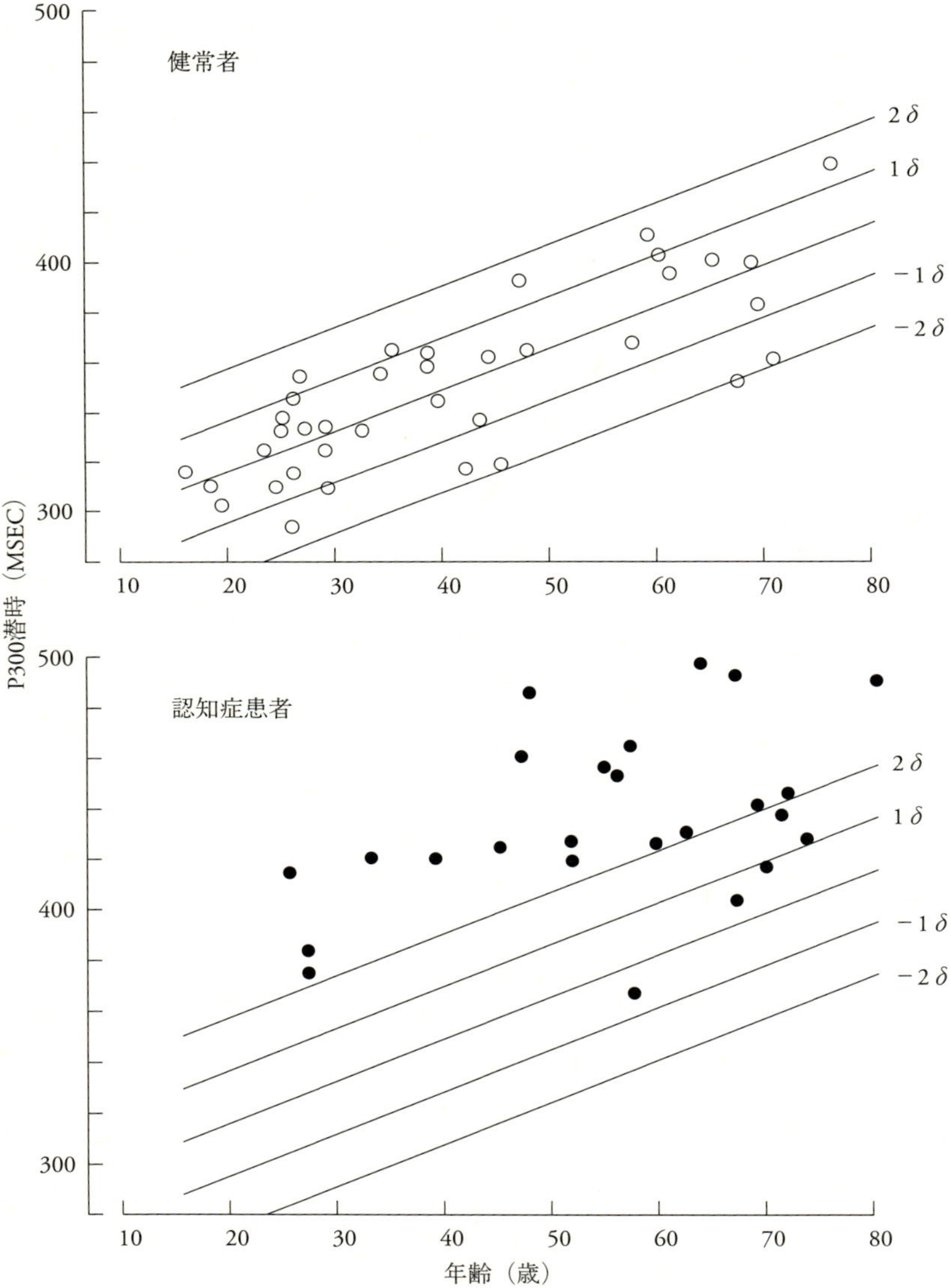

図4-11　健常者と認知症患者における P300潜時の加齢変化

丹羽真一らが Goodin DS らの文献を紹介した文献（＊11）から引用

の異常はうつ病者の脆弱性要因であると考察した。[*12]

第３節　写真鑑賞と健康力

・記録としての写真

写真とは、『広辞苑』によると「①ありのままを写しとること。また、その写しとった像。写生。写実。②物体の像、または電磁波・粒子線のパターンを、物理・化学的手段により、フィルム・紙などの上に目に見える形として記録すること」などとされている。

写真はとても身近な存在である。写真は個人の成長の記録であり、アルバムは誕生、入学、卒業、就職、結婚など過ぎ去ったいにしえを偲ばせるとともに、過去からつながる現在を見つめ、将来に思いを馳せる機会を与えてくれる。それと同時に、家族、友人との絆の深さをあらためて感じさせてくれる。私たちの日常生活に写真は欠かせない存在であり、家族を含めた人とのコミュニケーションに計り知れない影響力を持っている。

写真はまた、物事に対する知識、社会状況、世界観、時代背景等を共有することを可能にしてくれる。例えば写真そのものについてみると、一九世紀に生き、写真始祖の一人であるタルボットの顔、同時代にダゲールが発明した銀板を用いるカメラ（ダゲレオタイプカメラ）、いわゆるカメラの原形となったカメラそのものを、一八〇年以上が経過した現在、写真を通してありありと見ることができる。そのほか第二次世界大戦前・中・後の街並み、風俗、習慣、社会状況など七〇～八〇年前のことを写真を通して眼前のできごとのように知ることができ、学ぶことが可能だ。

美しい写真は、それ自体、理屈抜きに満足感、充実感を与えてくれる。これは快感情であり、快感情はわれわれの自律神経系の動きを安定させ、不安などを和らげ心を癒す効果をもたらす。この快感情の効果は視覚だけでなく聴覚（美しい音楽）、味覚（おいしい料理）などでも基本的には同一である。

・**写真鑑賞**

写真を鑑賞することについて考えてみたい。写真鑑賞とは、物の真価を深く味わい、明らかにすること。芸術作品を理解し味わうこととされている。鑑賞の類似語として観賞があり、美しいもの、かわいいものなどを見て楽しむこととされている。前者は英語で appreciation、後者は admiration とされている。本書では、観賞の意味も含めた広い意味として鑑賞を用いることにした。

写真を芸術作品として鑑賞するには、写真家の「写真集」を見ることでもある程度は可能であろうが、写真展の会場に行き鑑賞することがもっとも望ましい。なぜなら、家庭・職場など日常を離れ会場に身を置くことによって、作品鑑賞に脳の働きを集中させ、鑑賞に関連する脳機能を活性化させやすい。鑑賞を予定している日には、体調、睡眠、食欲などをチェックして良好な心身の状態で臨むことが望まれる。良好でなければ写真鑑賞に対する脳の情報処理能力が低下しやすく、さらに不調であれば、不調の状態に注意力を奪われ、注意が分散されやすい。もちろん強度の疲労、睡眠不足などの状態は好ましくない。第2章で述べた健康レベルでいえば疾患に罹患していない「レベル0《ゼロ》」か、できれば「望ましい健康レベル0（D）」状態で鑑賞できれば、これに勝るものはない。

写真の見方は、個人で異なるが大脳生理学の知見を考慮すると、以下のごとく見るのが適当ではないかと筆者は考えている。すなわち、まず写真を見ることである。写真情報は目の網膜から脳内視覚中枢に伝達され、情動との関連の深い扁桃体などに入力され、感情、感覚に変化が生ずる。この変化がいわゆる第一印象に近いものではないか。そして、過去の記憶との照合などを経て、写真をどう考えるか、何をイメージするかの段階に至るのであろう。

感情の変化を感じ取り、自分なりのイメージを記憶させておいて、その後に、写真を撮った撮影者の個人情報、被写体、時代背景、世相などの関連情報を入手し、再び見る、鑑賞する。鑑賞しながら自分の判断が正しかったことを知り、そのことによって自信を深めることができる。最初に感じたこととの間に相違があれば、その原因を探求することによって鑑賞力を高めることができると考えられる。最初は感性で、そして、次に知性で鑑賞するとでもいえようか。

鑑賞するさい、写真を前にして写真に全神経を集中することが望ましい。そのためには第３章でのべたマインドフルネス（瞑想）の技法を利用することが考えられる。本格的なマインドフルネス療法の実施は、写真鑑賞の現場では実際的ではないので、その応用として筆者は以下のごとき呼吸法を用いている。当該写真の前で目を閉じるか半眼に開いて、約六秒間に一回の割合で呼吸し（三秒間息を吸って三秒間息を吐く）、それを一分間続ける。計一〇回、一分間の呼吸である。この間、鼻から入って鼻から出る空気の動きにのみ注意を集中することである。注意力を高めるためのウォーミングアップとでもいえよう。一〇回の呼吸が長いと思えば一〜二回でも効果はある。

ウォーミングアップの後に、見ることだけに視覚情報だけに注意を集中し、写真を近くから、遠くから、隅から隅まで、目を見開いたり、半眼にしたりしながら凝視することである。次に写真から発する音をイメージし、それに集中する。例えば蓮の葉を揺らすかすかな風の音を聴く、聴こえなければイメージする。つづいて味覚・嗅覚それぞれの感度を上げて探ろうと努力する、できなければイメージする。以上のようなステップを進めてゆくと、写真が二次元の世界から多次元の世界へ広がる感覚を得ることができる。写真世界とでもいえる、表現されているが視覚だけでは得られない不可視の世界、写真のもつ全体像を把握できるように思える。

南方熊楠（博物学者、民俗学者）の中心思想である曼陀羅（マンダラ）について中沢新一は以下のごとく述べている。[*13]「南方熊楠の考えでは、〝事〟は〝心〟と〝物〟がまじわるところから生まれる。たとえば建築などというのも、〝事〟である。その場合、建築家は自分の中で生まれた、非物質的なプランを、土木やセメントや鉄を使って、現実化しようとするだろう。建築物そのものは〝物〟だけれども、それは〝心界〟でおこる想像や夢のようなな出来事を実現すべくつくりだされた、つまり、それはひとつの〝事〟として〝心〟と〝物〟があいまじわる境界面のようなところに現れてくる現象にほかならないことになる。建築家は設計図を描く。そしてその設計図もまた〝事〟なのである」。

南方熊楠の考えを写真の場合に当てはめるとすれば、被写体が〝物〟で、〝心〟は写真家、写真は〝事〟であろう。したがって写真をみる行為は、写真を撮った写真家の〝事〟を鑑賞することになろう。

日常生活を振り返ってみると、テレビ、雑誌などのコマーシャル等において映像は氾濫しているが、これらはイメージ・情報の伝達であって真の写真としてみる場合は少なく、あっても受け身的であり、脳機能を積極的に働かせてみているのではない。美しいと思えば、それはリラクゼーションの効果はあっても、それ以上の健康上の効果は期待できないであろう。これまで述べてきたように、写真を鑑賞することは、脳を活性化する優れた手段であり、心の健康力の向上にとても有用である。

・**鑑賞と体の健康**

写真展の会場に行く場合、電車・バスなどの乗り物を使うことが多いと思われるが、可能な範囲で足を使って歩くことが望ましい。第3章第2節の「生活習慣の見直し」で述べたごとく、犬を連れて散歩する程度の歩行であれば一時間で三・〇メッツ時、ほどほどの速さであれば三・五メッツ時となり運動量を増やすことができる。スポーツなどのためにわざわざ時間を割かなくても歩行でかせぐことができ、運動不足の解消に役立つ。

エレベーター、エスカレーターの使用は可能な限り避け、階段の使用をすすめたい。階段使用はメッツ数をかせぐだけでなく、階段使用のさい働いている筋肉の筋力アップ、持久力アップに役立つ。動いている筋肉を意識することにより、その効果はさらに高まる。

写真を鑑賞するさい、順路にしたがって鑑賞することになるが、既に述べたごとく先ず感性で一度鑑賞し、二度目は知性で鑑賞することをすすめたい。二度もみたくない、疲れると思う人もいるかもしれないが、メッツ数を増やすことにもなる。物は考えようである。写真は好きで写真展に行きたいが、歩くので疲れると思いあきらめる人がいるとすれば写真展に気軽に行けるよう日頃から体調を管理しておくことが大切かもしれない。要するに写真鑑賞、とくに足を運んで見る写真展での鑑賞は、からだの健康にも役立つことを銘記したいものだ。

第４節　写真撮影と健康力

・テーマの設定

写真が好きで自分でも撮りたいが、何を写したらよいかがわからない場合、まずカメラを持って手当たり次第撮ることだと思う。第７章「『写真甲子園』はメンタルヘルスに役立つ」で紹介しているように、とにかく数多く撮らせ、その過程で何に興味があるか、何を写すかに気付かせるとの指導方針をとっている監督が多いようだ。このような方法も長所は少なくない。

テーマを決め、テーマに沿って撮る方法もある。この場合、何をテーマとして取り上げるかを自分の心に問うことであろう。そのさい、漠然と探すより、先に述べた呼吸法を使いテーマ探しに注意を集中して探すと気付きやすい。それでも決めかねるのであれば、物心がついた子どもの頃から現在までを振り返り、誉められたこと、得意になったこと、自分でよい成績が得られたことなどを思い出す。このようにして自分の強みを知り、その中から選ぶことも有効であろう。さらに親、兄弟など血縁者についても同様の検討が有益かもしれない。興味・関心、得意分野などは、血縁関係者間で姿・形が似るように遺伝的な影響をある程度受ける。

筆者は、雨上りの朝、蓮の花に浮かぶ水滴の中に蓮の呼吸による気泡を見つけ、それを写真に撮った。同行した妻が気泡を見つけたのだ。彼女は、動物・植物に限らず生き物が好きで関心が高く、小さな動きも見逃さない傾向がある。彼女の「強み」が「蓮の呼吸」の作品に結実したことになる。強みの意義を再認識した。本書のカバーに採用した写真は、その一部である。

・撮影の準備

被写体、テーマが決まれば、被写体について理解を深めるために関係資料、参考図書などを利用することができる。筆者は「蓮の花」に興味をもっており、『図解植物観察事典』、『ものと人間の文化史―蓮』など関連する書籍を買い求めたり、図書館を利用したりしている。蓮が撮れる場所は限られているので、国内で撮影できる場所を探して下見をし、花の開花時期などの情報を入手したりしている。これらの情報は目指す写真を撮るためにとても役立っている。

目的とする撮影現場ではカメラをセットし被写体の状態、光線の方向・強さ、雲の動き、風の方向と強さなどを観察し情報を入手しておく必要がある。カメラには視点が必要であり、その結果として死角が生ずる。カメラから被写体までの距離、カメラの位置、高さを目的に応じて最適と思われる条件を整えることになる。

・撮影の開始

撮影を開始するに先だち、シャッター・ボタンを押す前に、先に第3節で述べた写真鑑賞のためウォーミングアップを撮影のさいにも利用することを勧めたい。まず、被写体を隅から隅まで、目を大きく見開いたり半眼に閉じたりしながら被写体に視覚機能を集中させ凝視するのである。次に被写体が発する音、被写体に触れる風の音、周囲の小鳥のさえずりなどを聴くこと、すなわち聴覚に注意を集中する。次いで実際に感ずることは不可能であることが多いが、イメージとして嗅覚・触覚を通した感覚を想像することができれば、これに勝るものはない。

これらの情報を約三〇秒以内の短期記憶として記憶させ、それを統合した多次元的な情報を得て、目的に適った時点でシャッターを切ることになる。そのさい、本章第2節で述べたように、眼底の周辺部ではなく、中心窩附近を使って被写体を見るとよりピントが合わせやすい。具体的には、カメラのファインダー面と眼球の前後軸を直角にし、カメラのボディと顔を密着させ、ファインダーの中心部を凝視すると、そこがもっともシャープに撮れることになる。このことは経験的に知られ実行されていよう。シャッターを切ろうと決断してから実際にシャッターを切る動作が開始され、シャッターが切れるまで三〇〇～四五〇ミリ秒の遅れが生ずること、年齢が増すにつれ遅れが大きくなることは、本章第2節ですでに述べた。

日常生活における情報源の八割前後は視覚から得ている。その視覚に障害をもつ視覚障害者は、どのような手段で情報を入手しているのであろうか。伊藤亜紗氏（美学、現代アート専門）は著書の中で以下のごとく述べている。[*14]「私たちはついつい目でとらえた世界がすべてだと思い込んでしまいます。本当は、耳でとらえた世界や、手でとらえた世界もあってもいいはずです。……私達の多くは、目に頼るあまり〝世界の別の顔〟を見逃しています。この〝世界の別の顔〟を感知できるスペシャリストが視覚障害者です。例えば、足の裏の感触で畳の目の向きを知覚し、そこから部屋の壁がどちらに面しているのかを知る。あるいは、音の反響具合からカーテンが開いているかどうかを判断し、外から聞こえてくる車の交通量からおよその時間を推測する。見えない人は、そうしたことを当たり前のように行っています」。上記内容は、写真を撮影する場合、大いに参考になると思われる。障害者の体験学習は有効かも知れない。

・自信をもって撮影

写真家土門拳氏は、アマチュア写真について以下のことを述べている。[*15]「シャッターを切る瞬間においてはこれだという自信をもってやらなければならないと思う。その自信のなさが写真を弱くし、ただカメラが撮ったというだけのものになってしまう。……アマチュアはへっぴり腰で写真を撮っている。いい写真を撮りたかったらまず自信を持つことである。年中びくびく、不安なあやふやな気持ちでいるのであれば、それは謙譲でも謙虚でもない。要するに自信がないと言われてしまう。

「自信を持つには、長年にわたる努力と経験が必要である。しかし、目の前の被写体に対し、そのアングル、そのポジションで撮ろうとしている者は唯一自分だけであるし、自分という個性を持った者が撮るのであるから、自分しか撮れない写真が撮れる。そこには自分しかいないのである。この点を強く意識すればある程度の自信につながろう」。そのほか、第3章第3節「『望ましい健康』のためのポジティブ心理学」で述べたごとく、写真以外の面における自分の「強み」を再認識することも役立とう。

・撮るのではなく撮らされた感覚

前節で述べたごとく写真（事）は、被写体（物）と写真家（心）とがまじわるところから生まれるとも考えられる。このことと関連して以下のことが写真家・東松照明氏により語られている。「宮古での生活は裸にされることであり、私が裸になったように写真も裸になった。写真を撮ったということではなく、対象によって撮らされた。シャッターを切ったのではなく、自動的に切られた」である。

上記の発言の背景として「宮古日記」に以下の文章がある。[16]「思えばぼくはこれまで、家具という名で呼ばれているモノを、東京―那覇―宮古の順に、一つ一つ切り捨ててきた。いまや、シマで生活する最低限のモノしか残っていない。切り捨ててきたモノの中に、あらゆる種類の情報、モノを媒介にして成り立つ仕事、不満、焦燥、疑惑など、ささくれだった感性を加えてもよい」。

中山元氏（思想家、翻訳家）は『メルロ＝ポンティ　コレクション』の中で以下のごとく述べている。[17]「事物を眺めていると、事物に眺められるような気がすると語った画家がいる。事物とわたしたちの間には、たんに眺めているわたしと眺められている事物という一方的な関連が存在するだけでなく、ある交流が存在する。事物もまたわたしたちを眺めていることを自覚した画家には、わたしたちが生きる生活の〝肉〟の厚みが見えたということができるだろう」。哲学的で難解であるが、東松の「対象によって撮られた」、画家の「事物に眺められるような気がする」の解釈として理解できるような気がする。

筆者には上記のごとき経験はないが、マインドフルネスの状態になり、全神経を蓮の花に集中させている時、花に吸い込まれ、自動的にシャッターが下りる感覚を覚えたことが何回かあった。思考を離れ、感覚に注意を向け集中度が極度に高まった時に生じたように思う。

・写真撮影と体の健康

撮影の前に撮影現場を下見に行くことがある。下見に行かなくても、現場をおよそ予測できたとしても行くことが望ましかろう。状態にもよるが行くか止めるか迷った場合には、行動を避けるのではなく積極的に下見をした方がよいと思う。得るところがあろう。これはポジティブ心理学の教えである。下見の場合も、写真鑑賞の節で述べたごとく、歩くことによってメッツ数を増やすことができるし、階段の利用により筋力・持久力アップの場となる。

撮影には現場にカメラなどの機材を運ばなければならない。カメラ一〜二台、レンズ一〜二本、各種のアクセサリーなどカメラバッグの中身はかなり重い。そのほか三脚は単品ではもっとも重いがブレの少ない写真を得るためには必需品となる。重いものは七〜九kgともなり、雲台にしても大型雲台ともなれば一・五kgを超すものもある。持ち込む機材の全重量は相当重くなる。したがって軽くしたいと考えるのは当然であるが、その分、現像してみて後悔することにもなりかねない。体力に応じた機材を使用することになるが、忍耐は筋力・持久力アップに有効である。

撮影時に切るシャッターの扱いについて土門拳氏は以下のごとく述べている。[*18]

「いきなりシャッター・ボタンを右手の人差指で押下げるだけでは、どうしてもカメラ・ブレを起こしやすいことがわかった。射撃で引金を引くときと同じ気持で、人差指の腹でやわらかく押し下げる途中で一呼吸小休止する気持ちで一旦とめて、あとは押すとか切るというよりも、シャッターが自然に落ちるという気持ちで押すのだ。それも落ちさえすればいいので、落ちた途端には、指をスッと軽く上げる気持ちが必要だ。どんづまりまでボタンを押し切る必要もないし、押切ってはいい結果にはならない。そういうシャッター・ボタンの押し方にしても、完全に肉体化するまでトレーニングしなければならないと思った。なぜなら、いいモチーフに出会ったときに、ここぞとばかりに張切って力まかせに押さないともかぎらないからだ」。

土門拳氏はメカニズムの肉体化のために、カメラの保持、ファインダーのぞき、シャッター切りという一連の操作をセットにしたトレーニング法を立案し実行していた。カメラを横位置にして五〇〇回、縦位置にして五〇〇回、計一、〇〇〇回の空シャッター切り操作を毎日、二か月間継続し、肉体化に成功したと述べている。

青柳いづみこ氏（ピアニスト、文筆家）によると、東京芸術大学の「体育の時間」に「こんにゃく体操」と呼ばれる柔軟体操があり必修であった。[*19] 彼女によると難しかったのは脱力の体操だった。

「骨盤を斜めにして上半身を傾ける。肩から腕をいっぱいにのばして、指先までぴんとそらせる。―指！　号令がかかると、指先の力だけを抜く。次に手首。―肘！　これが最難関。上腕部は緊張させたまま、肘から先だけをだらんとさせる。―そのまま、横に移動して！　ニセ脱力はここでばれる。移動して肘から先はつっぱったままで、ぶらんぶらん揺れないから」。

さらに続けて、「骨盤を横に移動させる体操もあった。肩は水平に保ったまま、骨盤を右や左に傾ける。鍵盤の端のほうを弾くとき、身体ごと傾けてしまうと音が悪くなる。骨盤だけ移動させれば正面をむいて弾いているのと同じ条件で体重がかけられるから、均等な音質を保つことができるという理屈だ」。

写真撮影で重要なことは、筋力・持久力を高めると同時に体の柔軟性を養い脱力すべき時には脱力できる訓練が必要ということであろう。

そのほか、野外での長時間にわたる写真撮影は、紫外線による悪影響を受ける可能性があるのでサングラス、帽子の着用が望ましい。夏期の熱中症予防も重要である。

第５節　写真の選択と健康力

・写真選択と心の健康

撮影の目的にかなう、自分が納得できる写真は、一回きりのボタン押しでは不可能に近いであろう。フィルムカメラでも相当数の写真の中から選択することになるが、デジタルカメラではフィルムカメラに比較してはるかに多くの写真の中から選ぶことになる。第７章で述べる写真甲子園に参加する高校生は、チーム全体で数万枚の写真から、組み写真用の八枚の写真を選択するとのことである。

写真を選択する場合、選択しながら絞り込んでゆく方が選択しやすく、能率もよかろう。この場合、目標がより明確であるほど選びやすい。自分の個性、人生観、価値観、生き方などに対して一定の認識をもっていると、インパクトのある、力のある写真を選ぶことにつながりやすいように思う。筆者は個々の写真を一枚ずつ見て選ぶのではなく、大きな机、テーブル、あるいは床に並べて、全体をみながら各写真を比較しながら選ぶようにしている。

最終段階では、展示する大きさに引き伸ばし、時には額縁にいれて、壁にぶら下げて比較するようにしているが、自分で見飽きない、最後まで残る写真にはパワーがあるように思う。選択のさい、第三者の意見をきくことも有益であろう。各個人により写真の見方、感じ方は異なるので、意外な発見があったりする。中には聞きたくない意見もあると思われるが、批判に耳を傾けることも大切で、そのことにより柔軟性が生まれ、写真に対する強い心が培われよう。

写真展に出品する場合、審査員の目、雑誌に投稿する場合、編集者の目となり、自分の写真をできるだけ客観的に評価することも有益と思う。

・ソーシャル・ビュー

視覚障害者の美術鑑賞に関して「ソーシャル・ビュー」という言葉を目にする。[*20] 視覚障害者の美術鑑賞は、もっぱら触覚が用いられていたが、ソーシャル・ビューでは、晴眼者と視覚障害者とが小グループで、言葉を通して聴覚を通して討論しながら鑑賞するかたちである。即ち他人の目で物を見ることになる。したがって写真の持つ正確な情報の取得という点では劣るが、作品を頭の中に作り上げていくことができるし、他人の目で物を見ることはそれはそれとして大きな魅力ともなる。

晴眼者、視覚障害者を問わず、複数の者が写真展で写真を鑑賞し、小声で話し合っている風景を目にすることはあるし、撮影者、解説者がコメントする場合もある。「写真サークル」、「写真クラブ」などでは、会員が集まり、写真の選択などについて意見交換を行うのみならず、写真技術の向上、写真力のある作品をめざし、会員同士が切磋琢磨しながら努力している。自分の写真について言葉で説明したり解説したりすることは、自分の見方をより明確にすることにもなり、他人の意見を聞くことは写真力に溢れた作品を生み出すためにも有益であろう。入会を勧めたい。

・写真選択と体の健康

数ある写真の中から、あるいは膨大な数の中から目的とする写真を選ぶことは、時間と体力を要する。液晶画面から、あるいは印刷されたものから選択するかは別にして、いずれにしても眼、視覚系機能をかなり酷使することになる。フィルムで選ぶとすればなおさらであろう。

眼の健康チェックをすすめたい。表２-14でチェックリストを示しているが、ドライアイの症状がひどくなっている、矯正視力が徐々に落ちてきているなどの症状があれば眼科医に相談するなどの対応が望まれる。診察の結果、異常がなければそれにこしたことはなく喜ばしいことであるが、加齢変化（老化）は年々進むので、日常生活に支障が認められるようであれば、眼科受診をすすめたい。

第６節　写真の展示と健康力

・写真展示と心の健康

写真を撮り、その中から目指す目標にかなった写真をフィルム、液晶モニターから選んで印刷し、多くの場合、それをアルバムとしてまとめたり、あるいは人によっては写真集として刊行することもある。その前に何らかのかたちで作品を広く一般に見てもらう、すなわち展示の機会をもつことが、強い写真力のある作品づくりにとても有効だと思う。

展示の機会としては、自分の所属するサークル主催の写真展をはじめ、自治体、各種団体、雑誌社などが主催する写真展など多くの機会がある。自分の写真力のレベルに応じて選び分け、レベルが向上するにしたがい、写真展のレベルも上げることが適当と思われる。

展示の効用についてみると、展示はまず自分の作品を第三者の目で見ることができる貴重な機会となる。自分の作品の長所、短所に気付かせてくれる。長所は自信と勇気を与え、意欲を高めてくれる。いっぽう短所は、残念、後悔、不安、落ち込みなどの感情を引き起こすが、多くのことを学ぶ絶好のチャンスでもある。

カメラのレンズ選択、シャッター速度などカメラの条件設定、カメラの位置・高さなどの写真技術に関すること、被写体とのコミュニケーションの適・不適など細々としたことを教えられるし、気付かせてくれる。写真の大きさはＡ３か半切か、額縁・フレームは、など展示してみて初めて気付くことが少なくない。タイトルはとても重要である。

展示は、見知らぬ人々に自分が精魂をこめた写真を見てもらうことになり、大きな喜びを与えてくれる。それと同時に、自分の心を曝け出すことになるので、恥ずかしさを伴うものの快感ともなる。来場者は、写真に対してそれぞれの見方があるので、辛口の意見もあるが、冷静に聞き、写真力を高めるために辛口の批評を生かすことが重要であろう。認知行動療法の教えでは、「人は変えられないが、自分は変えられる」である。

沖展（沖縄県展にほぼ相当）の会場で、多くの写真の一部として展示されている筆者の写真の近くに立った時、次のことを感じた。筆者の写真の前に集っている人の数が気になった。少なかった。参加者を引きつけるには、まず「珍しい」、「面白そう」、「見てやろう」との好奇心をおこさせる写真の展示が必要だと思った。写真自体にパワーがあることはもちろん、タイトル、写真の大きさ、額縁なども重要な要素になるとしみじみ感じた。多くを学ぶことができたと感謝している。

筆者はクラシック音楽にも興味を持っている。本格的な一流のオーケストラによる音楽コンサートはもちろん、ピアノ、バイオリンなどのソロ演奏でも、大なり小なり入場料金が必要となる。

いっぽう、写真展も著名な写真家の写真展では入場料は必要である。しかし、その他の写真展では入場料を必要とする場合は残念ながら少ないと思う。入場料が必要であっても客を引きつける写真展がもっと増えないであろうか。それには写真それ自体の魅力を増す努力は当然のこととして、それ以外にも写真展に付加価値を与え、写真展は楽しい、面白い、勉強になる、行ってみたいと思わせる工夫が必要ではないかと思う。

そのほか、教育関係者、写真関係者、写真関連団体などが、市民・国民一人一人を写真に対する良き理解者に育てていく努力も必要であろう。写真は単に趣味として楽しむだけのものではなく、心と体の健康力を高めるための手軽な手段であることを再認識したい。

・写真展示と体の健康

写真の展示にともない作品を会場まで搬入・搬出する作業が必要となる。業者に依頼する事も可能であろうが、できれば精魂こめて創り上げた作品を自らの手で愛情を込めて運ぶのも楽しいものではないかと思う。身体を動かせば、メッツ数稼ぎにもなる。

作品の前に立ち何らかの説明を加える必要があれば、人前で話すことになるので、事前に鏡を見て、自信をもって説明ができるよう心身を整えることも大切だと思う。自分に自信を持つことは、展示作品に自信を与えることにもなり、それは参加者にも伝わる。これは心理学の教えることであり、鏡を使って自分の顔、姿を見ることは心身の健康チェックにもなる。

写真展にもよるが、サークルの写真展などではお茶などの飲み物、茶菓子が出されていることがある。茶菓子をつまみお茶をいただくことは、心身にうるおいを与えてくれるし、グルコースの補給は脳の活動を活発化させる効果がある。しかし、むし歯などの歯の衛生からすると好ましくないので、いただいた場合には時間を見つけて軽く歯を磨くことをすすめたい。歯磨きにより再び口の清涼感が広がる利点もある。歯も喜んでくれるにちがいない。

第７節　おわりに

写真力は心とからだのいずれの健康力も高める。写真の鑑賞、撮影、選択、展示のいずれも健康力を高めることに役立つ。いっぽう、健康のレベルが高いほど、すなわち疾病に罹患しておらず健康な状態「レベル０」、さらに望ましい健康状態「レベル０（D）」であれば、より高いレベルの鑑賞、撮影などが可能であろう。したがって、写真力と健康力は表裏の関係と言える。プロの写真家、写真愛好家、写真を楽しんでいる方、写真関係者は、写真が自分の健康づくりにとても役立つことを、健康がより良い写真活動を生み出すことを再認識してほしい。

交通機関は年々発達しどこへ行くにも便利になった。それにともない歩くことも少なくなってきているように思う。撮影現場の下見、現場での撮影、写真展での鑑賞、それぞれが、歩くチャンスを与えてくれているし、メッツ数を稼ぐ絶好の機会でもある。筋力・持久力アップも工夫しだいで可能である。

筋力・持久力を高めつつ、脱力が必要な時には脱力できるよう柔軟体操も必要であろう。せっかく「写真」という宝物を与えられているのだから、わざわざ時間をさいてスポーツジムに行ったり、ウォーキングしたりすることはなかろう。要するに撮影から展示まで写真にともなう各種の行動は、体の健康づくりの好機と考えられる。

眼をとおして被写体を見るのであるから、眼の健康を重視したい。人の視覚とその情報処理は主として眼と脳の視覚中枢が担っているが、眼球の構造、網膜の構造と働きはカメラの性能がいかに優れていようと、カメラとは比較にならないほど複雑で精微であり、神の創造物としか思えない。この与えられた宝物の眼の役割をあらためて認識し大切にすることであり、そのためにも眼の健康チェックを実施したい。

脳内に入った視覚情報は複雑な経路を経て被写体を見、感じ、注意や過去の記憶などの影響を受けながら思考が形成されることになる。そしてこれらが短期記憶、長期記憶など各種の記憶として残されるが、脳の働きは複雑で解明されていないことは多い。しかしブラックボックスではなく、近年の脳科学の著しい進歩により明らかにされつつある。

記憶に関する特別な〝記憶細胞〟が存在しているのではなく、多くの細胞群からなる記憶系で記憶されている。陳述記憶は、エピソード記憶（例えば、写真展で入選した過去の記憶）と意味記憶（例えば、レンズの働きに関する記憶）に分けられるが、この陳述記憶は海馬とそれと関連した脳部位と関係がある。手続記憶（例えば、シャッターを切るにはボタンを押すとの記憶）は線状体が関わっている。作業記憶は本章第2節で述べたごとく複雑な機能を持っているため、多くの脳部位が関わっている。

分子レベルでみると記憶は、他の細胞からの刺激を受けて、神経細胞と神経細胞を繋ぐ接合部位（シナプス）の電気活動の変化から始まる。次いで二次メッセンジャー（細胞内シグナル伝達物質）分子の変化、続いてシナプスの蛋白質の変化が生じる。これらの一時変化は、状況により、シナプスの構造を変えることにより、永く続く長期記憶に変化されることになる。極端な例ではあるが、大災害、暴力行為などの目撃は大きな衝撃の感情を引き起こすと同時に長期のエピソード記憶として細胞の形態の変化として残り、生涯にわたって持続することになる。外傷後ストレス症候群（PTSD）はその一例である。

シナプスの機能は、次のような影響を受ける。すなわち、シナプス前ニューロンが活動しており、それと同時にシナプス後ニューロンが他のニューロンにより活性化された場合、シナプス前ニューロンにより形成されるシナプスは強化される。言い換えれば神経刺激が同時に起こればシナプス結合は強化される。いっぽう、同期しない場合、結合は弱められる。このようなシナプスの変化が記憶、学習などの機能の基盤なのである。

視覚刺激で誘発される脳内の電気的変化をみると、見えるか見えないかといった感覚レベルの反応は、刺激後三〇～六〇ミリ秒、続いて形、色、大きさなどの認識、すなわち知覚レベルの反応は少し遅れて八〇～三二〇ミリ秒後に現れる。そして、シャッターを切るという行動を決定する認知行動レベルの反応は、さらに遅れ三〇〇～四五〇ミリ秒後に出現する。したがって、被写体に向かってシャッター・ボタンを押しても少なくとも三〇〇～六〇〇ミリ秒遅れた時点で撮っていることになる。

以上、脳内における情報処理について基礎的な内容を述べたが理解しにくかったと思う。要点は、筋肉の場合と同じように使用すればその機能が向上すること、使用しなければ低下すること、繰り返し訓練すればそれだけその訓練は長期記憶として残され、しかも記憶容量に上限はなく無限である。将来、この領域の研究が進展し、研究成果を現在以上に写真撮影に生かせる時代が来るかもしれない。

写真を鑑賞するさい、視覚的に見えている部分に注意を向ける、それだけであれば、それは単なる情報の収集にすぎない。視覚情報以外の聴覚、嗅覚などの情報をイメージしながら対象物をみることは、単なる視覚情報の収集の場合に比較して脳の活性は高まると同時に、脳のトレーニングにもなり、鑑賞力、作品力も高まる。

視覚以外の感覚をイメージする訓練として、視覚障害者の体験学習としての「アイマスク」使用もある程度の効果はあろう。そのほかダイアログ・イン・ザ・ダーク（ＤＩＤ）体験も考えられる。ＤＩＤとは、日常生活のさまざまな事柄を暗闇の空間で、聴覚や触覚など視覚以外の感覚を使って体験するエンターテイメント形式のワークショップである。ＤＩＤは、一九八八年ドイツのアンドレア・ハイネッケ哲学博士によって発案され、現在ではわが国でも利用されている。[*21]既に述べた「ソーシャル・ビュー」も有用であろう。

写真を鑑賞することは、写真を通して撮影者の心を読むことになる。南方熊楠は、〝事〟は〝心〟と〝物〟がまじわるところから生まれると述べているが、写真についてみると〝事〟は写真、〝心〟は写真家の心、〝物〟は被写体であろう。写真家の心を知るためには、写真を徹底的にみなければならない。視覚に注意を集中させ、写真の隅から隅まで凝視するのである。次いで視覚のみならず、聴覚、嗅覚などにも注意を向け感度を上げてイメージする。そのさいウォーミングアップとして呼吸法をすすめたい。集中力が高まる。

被写体選びは、理屈抜きに手当たり次第撮る方法がある。いっぽう自分の興味・関心のあるもの、過去を振り返って誉められたこと、得意に思ったことなど自分の「強み」を探し、それを被写体選びの参考にすることも一案であろう。両親・同胞などの「強み」といった遺伝的な要素も参考になろう。

被写体が決まれば、被写体の状態、光線、雲の状態など被写体をめぐる周囲の状況を観察し詳しい情報の入手が必要である。

撮影のさいにも鑑賞のさいの留意事項がそのまま当てはまろう。すなわち自分（撮影者）の〝心〟を被写体の〝物〟を介して写真〝事〟として表現することになる。

撮影した多くの写真の中から目的に応じて選択する必要がある。まず、当然のことながら写真展に出品するのか写真集として発刊するのか、写真展であれば、どの写真展か、などが考慮されよう。次いで、あらためて自分の価値観、個性、人生観を再確認することも有用と思われる。第三者の意見も大いに参考になろう。辛口の批評も進歩のために役立ち、より柔軟な思考をもたらす。

からだの健康に及ぼす写真力の効果については、写真の鑑賞、撮影の準備、撮影、選択、展示などそれぞれの段階において筋力・持久力を高め、「メッツ数」を増やすチャンスである。このことを意識すれば、車を使う替りに徒歩で、エレベーターの替りに階段を使うことに気付き、実行の可能性が高まる。健康力を高めていると思えば疲労感も軽減しやすい。筆者は、マンションの一〇階に居住しているがエレベータは使用しないし、写真に関連した活動に際して極力、足を使うよう意識的に努力している。

要するに良い写真を撮るためには高い健康力が望ましく、健康力を高めるために写真力が利用できることを理解し実行したい。

＊1　マリーブ・EN（林正健二＝浅見一羊＝小田切陽一ほか訳）「個体を構成するさまざまなレベル」『人体の構造と機能』医学書院、三頁（二〇〇三年）

＊2　マリーブ・EN（林正健二＝浅見一羊＝小田切陽一ほか訳）「筋系」『人体の構造と機能』医学書院、一六八頁（二〇〇三年）

＊3　山内昭雄＝鮎川武二「特殊感覚、視覚6、カメラと眼をくらべる」『感覚の地図帳』講談社、二六—二七頁（二〇〇一年）

＊4　マリーブ・EN（林正健二＝浅見一羊＝小田切陽一ほか訳）「特殊感覚—眼と視覚」『人体の構造と機能』医学書院、二

一四―二二三頁（二〇〇三年）

*5 ベアー・ＭＦ＝コノーズ・ＢＷ＝パラディーソ・ＭＡ（加藤宏司＝後藤薫＝藤井聡ら監訳）「ニューロンとグリア」『神経科学―脳の探求』西村書店、一九―四一頁（二〇一五年）

*6 ベアー・ＭＦ＝コノーズ・ＢＷ＝パラディーソ・ＭＡ（加藤宏司＝後藤薫＝藤井聡ら監訳）「末梢神経系（眼）」『神経科学―脳の探求』西村書店、二一五―二三八頁（二〇一五年）

*7 山内昭雄＝鮎川武二「総論―刺激の到達するところ」『感覚の地図帳』講談社、一〇―一一頁（二〇〇一年）

*8 藤井俊勝「記憶とは」Clinical Neuroscience、29巻、一四四―一五一頁（二〇一一年）

*9 黒岩義之＝尾本周＝藤野菜花ら「視覚誘発電位（ＶＥＰ）―病態の階層的解析」Clinical Neuroscience、29巻、七九一―七九六頁（二〇一一年）

*10 滝川守国「事象関連電位」『医学書院医学大辞典』（伊藤正男＝井村裕夫＝高久史磨総編集）医学書院、一一六八頁（二〇〇九年）

*11 丹羽真一＝國井泰人＝川勝忍「誘発電位―Ｐ３００」Clinical Neuroscience、29巻、八一二―八一七頁（二〇一六年）

*12 Ogura C＝Nageishi Y＝Omura F et al「N200 component of event-related potentials in depression」Biological Psychiatry 33: 720-726, 1993

*13 南方熊楠（著）、中沢新一（編）「解題　南方マンダラ」『南方熊楠コレクション―南方マンダラ』河出文庫、九―四七頁（二〇一五年）

*14 伊藤亜紗「はじめに」『目の見えない人は世界をどう見ているのか』光文社新書、五―八頁（二〇一六年）

*15 土門拳「アマチュアはなぜ写真が下手か」『死ぬことと生きること』みすず書房、二二五―二二七頁（二〇一二年）

*16 仲里効「限りなく零度の近くで―東松照明と作者・沖縄」『フォトネシア―眼の回帰線・沖縄』未来社、二二三―二六一頁（二〇〇九年）

*17 中山元「メルロ＝ポンティの〈身体〉の思想」『メルロ＝ポンティ　コレクション』（モーリス・メルロ＝ポンティ著、中山元編訳）ちくま学芸文庫、二七四―二九八頁（二〇〇七年）

＊18　土門拳「自叙伝」『死ぬことと生きること』みすず書房、四九―七二頁（二〇一二年）
＊19　青柳いづみこ「こんにゃく体操」『ピアニストは指先で考える』中公文庫、二九―三四頁（二〇一〇年）
＊20　伊藤亜紗「言葉―他人の目で見る」『目の見えない人は世界をどう見ているのか』光文社新書、一五三―一八八頁（二〇一六年）
＊21　ダイアログ・イン・ザ・ダーク日本公式サイト　http://dialoginthedark.com/

第5章　写真力を用いた具体的な治療法

第1節　芸術療法

芸術療法とは、『日本語大辞典』によると「絵や工芸・音楽・演劇などを利用する心身障害の治療法。患者の創造性・自主性の開発に役立つと同時に、その表現によって診断や治療経過をみることができる」とされている。『現代精神医学事典』によると、芸術療法について以下のごとく述べられている。[*1]「人間が生得的に有している創造性や表現行為、芸術活動を精神療法として生かす技法のことである。絵画療法、コラージュ療法、音楽療法、詩歌療法、俳句・連歌療法、心理劇、ダンス・ムーブメント療法などがある。一九世紀末から統合失調症の患者が奇妙な絵を描くことや病態によって作品が変化することなどが注目されていた。また、多くの芸術家が創作活動を通して精神的危機を乗り越えてきたことを病跡学《びょうせきがく》は教えている。一九五〇年代から描画の持つ治療的意義が注目され、さらにさまざまな表現行為について実践、研究がされるようになった。今日では、精神科施設をはじめ児童施設、老人施設、ターミナルケア、一般医療現場、矯正施設などで広く行われている」。

芸術療法の基本について以下のごとく記載されている。[*1]「基本は〝表現すること〟と〝表現されたもの〟とからなり、①精神内界をイメージや象徴として表現すること自体がもつ自己治癒的機制、②作品を通した患者・治療者の交流、③作品の解釈、④集団で行われた時の力動的作用、などを治療に生かす」。

日本芸術療法学会は、一九六九年に徳田良仁氏らにより設立された。会則の「目的」に以下のことが記載されている。「本会は芸術療法の諸領域ならびに表現精神病理学における学術研究の進展と専門技術の普及を図り、国民の精神保健福祉と健康増進を通じて社会に貢献することを目的とする」。

第四九回本学会が、二〇一七年一〇月に開催された。富澤治会長は挨拶文の中で、約三〇年前に医師となり、先輩医師から芸術療法について講義された時のことについて以下のごとく述べている。

「私が真っ先に思ったことは、〝芸術療法〟と〝芸術〟とは反対のものだということでした。つまり、私の中で〝芸術〟とは、その表現、作品を生み出した当の人間がどのような背景を持ち、その表現の結果どうなったかなどとは全く問題にされず、その表現された芸術がどのような価値を持つか、ということだけが問題にされるものでした。それに対して芸術療法というものが、結果としての芸術表現がどうであるかは不問とされ、その芸術表現を通して患者・クライエントがどのように回復していったかだけが問題とされると、受け止めたからです……」。

芸術療法の英語表現は arts therapy で、単数表記 art therapy は絵画療法とされている。[*1]

第2節　写真療法

写真療法の言葉は辞書で見出せない。療法とは、『広辞苑』によると「治療の方法であり、治療は病気を治すこと」とされている。したがって写真療法は、写真を用いて病気を治すこととなる。英語では photo therapy フォトセラピーが使用されている。

・写真療法の歴史：国外

写真療法の歴史をみると、一八五六年、イギリス人で精神科医であるダイアモンド・HWは、精神疾患の診断、治療に写真が利用できる可能性を指摘した。[*2] 一九六〇年、アメリカ人コーネリソン Jr・FSらは、精神疾患患者に自らを被写体として写真を撮らせ、その写真による自画像を自分で見て語ることにより自己イメージの改善に効果が認められたと報告している。[*3]

心理学者でカナダ在住のワイザー・Jは、一九七五年、「フォトセラピー：言葉としての写真」を発表した。[*4] このことが契機となり写真による心理療法はフォトセラピーとして知られるようになり、研究が進展する契機となった。一九七九年、スチュワート・Dは、「フォトセラピー：理論と実践」の論文を発表した。[*5] その中で訓練を受けた治療者の指導の下で実施される写真撮影、得られた写真の活用は、精神症状の改善、心理的な成長などに有用であると報告している。ザケム・Bは、一九八三年、「フォトセラピー介入：包括的システムへの発展」のタイトルで報告し、写真療法を医療現場における臨床的介入プログラムとして体系づけた。[*6]

マーチン・Rとスペンス・Jは、一九八五年、医療・心理関係者でない写真家として、一般市民が自分の健康回復のために写真が利用できるとしてフォトセラピーを報告した。[*7] スペンス・Jは、乳ガンと診断されてから死に至るまでの一〇年間、自分の身体を被写体とし、体の変化と死への不安と恐怖を写真に撮り続けた。[*8] 生を見つめ、現実を受容することで死の恐怖を克服することができたと述べており、自らの体験から治療的効果を確信していたと思われる。

ツイラー・RCは、一九八一年、“Who are you”という自分への問いかけに答える「オート　フォトグラフィー（自叙写真法）」を考案し、それを実践し報告した。[*9] この方法は、カウンセリングや心理療法などの治療のみならず、自己認知の評価・測定ができるもので、写真の新たな活用法であるといえる。

ワイザー・Jは、一九九三年、「フォトセラピー技法：個人スナップ写真と家族アルバムの秘密を探索する」の中で、メンタルヘルス専門家のための五つの技法を症例を通して紹介した。[*10]

・写真療法の歴史：国内

精神科医山中康裕氏は、一九七八年、写真を媒体にした精神療法を、一四歳の心身症を抱える少年に実施し、その有用性を症例を通して報告した。[*11] 具体的な内容については第6章第3節「心身症」で述べたい。

秋元貴美子氏は、一九九七年、「写真療法の可能性」のテーマで報告している。序文に以下のごとく書かれている。[*12]

「写真は絵画にとって代わるものとして出現して以来、現代まで着実に芸術性を高めながら歩んできた。そしてある意味では価値を高めながら歩んできた。そしてある意味では価値も認められ、昨今の大衆の写真への興味、関心は募るばかりである。しかし一方で写真が軽く扱われていることも事実であり、その現状を打破し、写真の立場を一段ステップアップするためには写真をもっと社会的現場へ還元しなくてはならない」と述べている。

論文の最後の部分で、「写真療法は写真に携わる者はもちろん、心理学者、教育学者、社会学者など多様な分野にまたがって研究されて初めて成立するものだと考えている」。本論文が出されてから約二〇年が経過したことになるが、写真療法の社会的還元がどの程度に進展しているのであろうか。

写真家酒井貴子氏は、『写真療法の歴史的変遷（日本）』で以下のごとく述べている。[*13]

「阪神大震災の翌年（一九九六年）に大手新聞二紙がフォトセラピーの可能性に関する記事を掲載すると、写真療法の可能性に関する学術的な発表も続きましたが、それはあくまで〝可能性〟についての言及であり、はっきりした写真療法の枠組みや効果は示されませんでした」。

同氏は、二〇〇〇年以後のわが国における進展について以下のごとく述べている。「二〇〇〇年に入り、デジタル機器が普及すると、写真がそれまで以上に手軽に楽しめるようになり、写真活動を実践している者の中から独自のフォトセラピーを提唱する個人や団体が相次いで誕生しました。その基本原理は、芸術（表現）療法・アートセラピー（石原、大橋、酒井）、コーチング（なかにし）、認知行動療法（野村）など、それぞれ実施者ごとに異なります。また対象者も、自己啓発として自分自身（石原、なかにし、大橋）、他者に実施するプログラムとして一般人や医療、教育、福祉現場で（酒井）、……などと異なります。しかし、上記プログラムに共通しているのは、〝生活の質の向上や心身に良い影響をもたらすことを目的として実施する、実践的な写真活動〟であるという点です」。

酒井貴子氏は、カウンセリング心理学と芸術療法をベースに、デジタルカメラとスクラップブッキングというフォトクラフトを利用した写真セラピーのプログラムを独自に開発した。そして二〇〇四年、ＮＰＯ法人〝クローバーリーフ〟を設立し、こども病院院内学級や緩和ケア病棟、養護学校などで写真セラピー活動を開始した。これらの活動は、わが国において本格的、継続的なセラピーとしての写真活動が、医療、福祉、教育現場で実施されたケースとして知られている。そして同氏は、二〇〇七年、写真療法を実践する全国組織である日本写真療法家協会を協力者とともに立ち上げ、活動を展開している。詳しくは同協会の公式ウエブサイトを参照してほしい。[*13]

第3節　写真回想法

・回想法

回想法の言葉は、『広辞苑』、『日本語大辞典』には見出せなかった。『現代精神医学事典』には以下のごとく記述されている。[*14]「アメリカの精神科医バトラー・ＲＮによって創始された高齢者を対象とした精神療法である。高齢者の回想は、過去への執着など否定的心理過程ととらえられることが多かったが、心理的安定や人生終末期における自我の統合にも積極的な役割を果たすと考えられるようになった。高齢者が自分の人生を振り返る過程に専門家が受容的共感的態度で意図的に働きかけ、回想を積極的に評価することで、過去の未解決の問題を処理し、自尊心を向上させ、人格の統合を目指すものである」。これには一対一で行う個人回想法と集団でおこなうグループ回想法がある。

回想法は、高齢者の抑うつ状態の緩和、認知症患者への働きかけなど治療的なかかわりであると同時に、日常生活における活動として一般高齢者の精神的健康の維持・増進や他者との交流を目的に実施される場合もある。

個人回想法は、治療者と回想法を受ける者とが一対一で面接するので、個人的な問題が取り上げられやすい。

グループ回想法について黒川由紀子氏は以下のごとく述べている。[*15]「グループ回想法では、六人から八人くらいの高齢者にスタッフが二、三名入ってグループを作り、回想法を進める。グループに出席する参加者の間で、同時代を生き抜いてきた者同士の体験や思いを心の深いレベルで共有しやすい点が、グループ回想法の最大の利点と考える」。

続けて「『昔、田舎のほうでは風邪を引くと梅干を〝きがみ〟って生の紙と書く、生紙という和紙にくるんで』とある参加者が語るのを聞いて、同じくらいの年齢の別の参加者が、『そうね。梅干を焼くのね』と共感を示せば、『今の若いものに話しても無駄、通じないだろうし、興味もないだろう』と過去の体験を自分の胸の内にしまい込み、他者と分かち合うことをあきらめていた高齢者が、『自分と似たような経験をした人がいるのか』と感じ、思わずほっとして、『そうそう、それを焼いて紙が黒くなるくらい焦げたら、それをお湯にかけて薬にしたんですよ』と記憶の想起が会話を交わしあうなかで自然に活性化され、回想の過程が促進される」。

明治安田生命グループの介護総合情報サイト「MY介護の広場」がネット上に公開されている。その中に「心を開く回想法」のテーマで、回想法とは何か、回想法の効果、具体的な方法、グループホームでの実践例、すぐ役に立つ回想法ツール、などについて分かりやすく説明されている。

日本回想療法学会の概要などが同会のホームページで示されている。それによると、回想療法の効果を高めるために、医師、看護師、言語聴覚士、心理療法士、作業療法士などが集り、歌やアルバムなどを楽しみながら認知症を予防していくことを目的としている。「心療回想士」資格を認定し広く認知症予防を実践している、と述べられている。

・写真回想法

回想法を実施するさい、写真が回想のための手段の一つとして利用されているが、「写真回想法」は一般にまだ知られていない。写真回想法が研究対象として取り上げられた報告は、筆者の知る限り見当たらない。しかし二〇一四年、『写真回想法全三巻』が出版されているので紹介したい。[*16]

監修者である鈴木正典医師は、地域の公民館などを中心に認知症予防事業として、昔の暮らし、技、文化などを語る回想法を導入し、ボランティアの養成や高齢者の知的活性化に取り組んでいる。その過程で、過去を思い出すきっかけとして写真を利用することの有用性を認識された。本の具体的な内容を見ると、例えば、第一巻「子どもと遊び」の第四章は「元気に遊ぶ小学生」で入学時の校医による診察風景の写真があり、写真についての解説、対話のきっかけになる問いかけの例が示されている。第一巻だけで六〇枚以上の写真が取り上げられ、これらの写真は、液晶画面で見ることができるようＤＶＤビデオソフトが添えられている。

共著者である萩原裕子臨床心理士は、次のごとき内容を述べている。[*16]「回想法の研修に関わっていると、支援者として回想法をやってみたいがお年寄りと話が合うかどうかを心配する人がいる。高齢者に真剣に関わりたいと思えば思うほど、高齢者が生きてきた時代についての知識の乏しさ、自身の人生経験の浅さが気になるようだ」。

萩原裕子氏は同書の最後で、回想法に携わる者に向けて次のごとく述べている。

「この本は、回想の旅に出るための案内書であり、また地図のようなものかもしれません。地図を手にすることで、私たちはその理解を深め、旅先に思いを馳せることができます。旅の主役はあくまで高齢者であり、私たちは『半歩下がった同行者』ですが、どうぞ旅に出ることを恐れず、そして謙虚さを忘れず、ともに楽しんで下さい。

……さあ、地図を手に、高齢者によりそって回想の旅に出発してください」。
写真は、共著者である須藤功民俗学写真家らが撮影したものが使用されている。

第4節　自画像写真

・自画像

自画像とは、『日本語大辞典』によると、「作者自身を描いた肖像作品で、英語ではself-portrait」とされている。自画像の形態と機能を考慮すると、以下の形式が考えられると高橋達史氏は述べている。[*17] すなわち「列席型」、「変装型」、「研究型」、「独立型」の四型である。「列席型」では、画家は主要な登場人物ではなく、画面の隅で作者として存在することを示し、同時に絵の内容を見る者に紹介する役割を果たしている。「変装型」は、作者は変装した自分を絵の中に描き込む場合で、物語的な場面の中に主要人物の一人として、あるいは脇役として自分の姿を描き込む例がそれに該当する。

「研究型」は、自らをモデルとして人間の身振り、ポーズ、表情などを観察し研究するタイプの自画像である。人間の肉体と精神のありようを、自分自身を被写体として鏡に映し出して探求するタイプである。「独立型」は、ある程度の大きさをもった作品で、画家自身の人間像を明確に表現した作品である。自分の姿を画面の中心に据えて、自画像としての独立性を保つタイプである。見る者や後世に対して自己の存在感を示したり、メッセージを込めるような例もある。

自画像における「記録性」と「美的価値」に関して、高橋達史氏はフランス人画家ルーベンスとレンブラントの例をとりあげ以下のごとく述べている。ここで取り上げられているのは「独立型」についてである。

ルーベンスの場合、「自分の監修のもとで腹心の版画家に版刻させた複製エングレーヴィング（筆者注：彫刻法）

があり、きわめて正確な再現がなされているので、普通はこれで用が足りていたはずだ。複製画に欠けていて原画だけに見いだされるものの筆頭は色彩だが、それも元来抑制されているので、本質的なものは何も失われていないのだ」。ルーベンスの例では記録性が重視されているのであろう。

一方、レンブラントの場合、一六三九年の自画像と翌一六四〇年のそれを比べてみると、「帽子や顔の角度といった大きな変更点以外にも媒体の特色の違いを生かした描写の違いが随所で目につく。……全体の構図は酷似しているものの二点は全く別の作品である」。レンブラントの例は、美的価値に重きを置いているのであろう。

・自画像写真

自画像写真の言葉は、『広辞苑』などの辞書には見当たらないが、写真を用いた自画像を本書では自画像写真とした。英語では auto-photography（ＡＰ）とされており、ＡＰに関する研究が実施され報告されている。

自画像写真の歴史をみると、一九七〇年、ボルタンスキー・Ｃは自分が子ども時代に行った枕を投げる、おやつを食べるなどのありふれた身振りを演ずる自分自身の姿をイメージして写真に撮った作品を発表している。[*18] この件について太田泰人氏は以下のごとく述べている。「ボルタンスキーはここで過去の自分を演じることによって『自分』を再発見しようとしたのではない。むしろ、きわめて平凡な動作、どんな子供でも行う身振りを通して、誰でもが該当し、誰にも特定し得ない、一人の不在の『人物』を発明しようとしたのだといってよい。そこには、今日の視覚文化において「真実」と思われていることに対する挑戦がある。しかし、それらがカメラのレンズの前で演じられるとき、私たちはそれが作られた虚構であるとはなかなか考えられないのである」。

アメリカ女性芸術家シャーマン・Ｃは、一九七〇年代にハリウッド映画のヒロインに扮した自画像写真を発表している。この件について太田泰人氏は次のごとく述べている。「どの映画、どの女優と特定できる役回りではなく、むしろアメリカ社会が共有している、女性に関する偏見にゆがめられた原型的イメージというべきものである。それを自ら演じてみせることによって意識化し摘出する」。

最近、自撮りカメラが売り出されるなど自画像写真に対する関心が高まっている。絵画における自画像には、先に紹介した「列席型」などの四タイプが知られているが、自撮り写真でもこのような「四タイプ」の考え方が利用できよう。

第５節　写真誘発面接

面接とは、『日本語大辞典』によると、「じかにその人に会うこと。面会。英語ではインタビュー」とされている。『臨床心理学事典』によると、面接には面接の進行に応じた次のステップがある。[*19] すなわち、①面接者と面接を受ける者（クライエント）との意思の疎通、信頼関係をつくる、②情報の収集と問題点をはっきりさせる、③面接の目標を設定する、④学習の一般化と転移（筆者注：心理療法で面接を受ける者が、両親などに対する感情を面接者に向けること）、である。

Photo-Elicitation（Interview）は、写真誘導面接、写真誘出面接などと訳されているが、現在のところ定まった訳語はないと思われる。Photo-Elicitation（ＰＥと略す）は、質の高い面接を促進し導くためにイメージを利用する質的研究的技法であり、一九五七年に開発された。[*20] 研究者は、研究の対象となった地域のメンバーに、身の回りの物の写真を撮るよう依頼する。撮影した人は、その写真のイメージについてコメントする。以上のようにＰＥは、面接の方法の一つであり、コメントを誘導するために視覚イメージを使い、イメージとしては写真のほかビデオ、絵画なども使用されている。ＰＥの主な目的は、対象者が視覚イメージにどのように反応するかを知ることであり、反応の内容は写真に対する対象者の社会的、個人的な意味、価値観を反映している。視覚イメージに誘発された意味、感情は、言葉による質問で得られた内容とは異なるであろう。

ＰＥは、一九九七年に初めて報告されたphotovoice（写真の声）の基本的部分である。ＰＥは、インタビューそのものに焦点を当てるのに対し、photovoiceはより包括的であり行動をより重視した研究戦略である。Photovoiceを含むＰＥに関する研究報告の数は、二〇〇〇年の時点で五編であったが、二〇一三年には三五九編に増加しており、関心が高まってきている。また、総説「ＰＥを用いた研究に関する実践ガイドと倫理的配慮」が二〇一四年に出されている。[*21] しかし、わが国での報告は見出せなかった。

筆者は、日常の診療場面でＰＥを用いている。写真に興味のある患者に対して、撮影した写真を持参するよう勧め、その写真を話題にして面接を進めるのである。

第６節　おわりに

写真力を用いたメンタルヘルス不調からの回復、メンタルヘルスレベルを高める方法論について述べた。これらの治療法を使用した効果は、使用しなかった場合、あるいは対象と同じ病気を抱える人で使用していない人と比較する、すなわち比較対照試験が行われていないので、厳密にいえば確認されているとはいえない。しかし、写真を用いた治療法においては比較試験は容易ではない。このことは写真療法に限らず、絵画療法、音楽療法など他の芸術療法でも同じことがいえ、薬物療法と異なる点である。

芸術療法の有効性が、比較対照試験によって確認されれば、写真療法を含め芸術療法がメンタルヘルス不調の有効な治療法として今以上に広く認知されることは確実であり、メンタルヘルス不調に悩む人々に対する強力な支援対策となる。容易ではないが、有効性が検証できる方法論を工夫し実証する努力が求められていよう。

写真療法は長い歴史を持ち、その明らかな効果は、症例として一定のグループに対する効果として示されている。写真を用いた治療法の有効性と関連する要因には以下のことがあろう。①写真を通して撮影者と治療者との交流が深まる、②写真を通して撮影者の好み、強み、性格、心理状態を知ることができる、③言葉が十分に使えない外国人にも利用できる、④言葉を用いた会話が困難な人にも使用できる、⑤したがって診断・治療に有用な情報を提供してくれる、⑥高齢者を対象とした写真回想法などは、本人にも有益であるのみならず、年齢差のある若い治療者・支援者にとっても有力な手段となる。

撮影者にとっても多くの利点がある。①写真は、思い出として記録に残すことができる、②写真療法は、それ自体リラクゼーションになるし、癒し効果をもたらす、③感情・思考などをイメージとして写真で示すことは治療効果となる、④写真を撮る、選択する、展示するなどの行為は、自主性を育てることにつながる、⑤注意力・集中力を高めることができる、⑥脳を積極的に働かせるので脳の活性化につながる、⑦写真をとおしてあらためて自分の価値観、人生観に気付かされることがある、⑧自分が自分のことをどの程度知っているかに気付かされる、すなわち自己認知の評価が可能となる、⑨知性・感性を磨くことができ創造力も高まる、⑩自尊感情・自己肯定感を高めるので、自信がより持てるようになる、⑪自己イメージの改善をもたらし心理的な成長につながる、などがあろう。

以上のごとき効果が期待できることから、①困難なつらい現状を受け止めることができる、すなわち自己受容が可能となりやすい、②その結果、心身の老化、死の恐怖などを克服することが可能となりやすい、③集団で写真を撮ったり、現像した写真について議論したりすれば、喜び苦しみなどを共有することができ相互に助け合うことが可能となる、④他人の意見を聞くことにより考え方に柔軟性が育つ、⑤展示された自分の写真を多くの人に観てもらうことは喜びであり、自分にとっては第三者の立場から改めて眺めることで新鮮な感覚を味わうことができる。以上のごとく写真に係わることによる利点は少なくない。しかし、これらのプラス面を意識していないことが多いように思う。

本章では写真を用いた治療法として写真療法、写真回想法、自画像写真、写真誘発面接を取り上げたが、これらのいずれも、写真を用いた治療法なので、広義の写真療法といえるであろう。

いずれにしてもカメラは、携帯電話に附属されたカメラも含めて身近な存在であり気軽に利用したいものだ。

＊1　飯森眞喜雄「芸術療法」『現代精神医学事典』（加藤敏ら編集）弘文堂、二六七頁（二〇一一年）

＊2　Diamond HW「On the application of photography to physiognomic and mental phenomena of insanity」Royal Society of London Proceedings Series, 18: 117, 1856

＊3　Cornelison Jr FS = Arsenian J「A study of the response of psychotic patients to photographic self-image experience」Psychiatric Quarterly, 34: 1-8, 1960

＊4　Weiser J「Phototherapy: photography as a verb」The B. C. Photographer, 2: 33-36, 1975

＊5　Stewart D「Phototherapy: theory & practice」Artpsychotherapy, 6: 41-46, 1979

＊6　Zakem B「Phototherapy intervention: developing a comprehensive system」Phototherapy in Mental Health, 201-210, 1983

＊7　Martin R = Spense J「New portraits for old: the use of the camera in therapy」Feminists Review, 19: 66-92, 1985

＊8　Spense J「Putting myself in the picture a political, personal and photographic autobiography」Camden Press, London, 1986

＊9　Ziller RC = Lewis D「Orientations: self, social and environmental percepts through autophotography」Personality and Social Psychology Bulletin, 7: 338-343, 1981

＊10　Weiser J「Phototherapy techniques: exploring the secrets of personal snapshots and family albums」Jossey-Bass, San Francisco, CA, 1993

＊11　山中康裕「写真療法を用いて治癒した思春期心身症の一例」『山中康裕著作集第6巻、たましいの顕現―芸術・表現療法2』（岸本寛史編集）岩崎学術出版社、二三五―二五八頁（二〇〇四年）

*12 秋元貴美子「写真療法の可能性」日本写真芸術学会誌、6巻、四三―五四頁（一九九七年）

*13 酒井貴子「写真療法の歴史的変遷（日本）」日本写真療法家協会公式ウエブサイト

*14 堀井麻千子「回想法」『現代精神医学事典』（加藤敏ら編集）弘文堂、一三七頁（二〇一一年）

*15 黒川由紀子「グループ回想法」『高齢者の心理療法―回想法』（黒川由紀子著）誠信書房、二六―二七頁（二〇一三年）

*16 鈴木正典＝萩原裕子＝須藤功「子どもと遊び」『昭和の暮らしで写真回想法全3巻』（鈴木正典監修）農文協、一三二―一三三頁（二〇一四年）

*17 高橋達史「自画像の需要と画家のイメージ」『自画像の美術史』（三浦篤編集）東京大学出版会、六五―九四頁（二〇〇三年）

*18 太田泰人「絵の中の画家」『自画像の美術史』（三浦篤編集）、東京大学出版会、九五―一二九頁（二〇〇三年）

*19 増田實「面接の構造化」『臨床心理学事典』（恩田彰＝伊藤隆二編）八千代出版、四九五頁（二〇〇四年）

*20 Collier J「Photography in anthology: a report on two experiments」American Anthologist, 59: 843-859, 1957

*21 Bugos E＝Frasso R＝FitzGerald E et al「Practical guidance and ethical consideration for studies using photoelicitation interviews」Prev Chronic Dis, 11: E189, 2014

第6章　写真力の各種メンタルヘルス不調に対する具体的な効果——

第1節　不登校

・「写真甲子園」で優勝した二人

全国高等学校写真選手権大会は一般に「写真甲子園」と称されているので、本書でも写真甲子園として略語を使用することにした。「写真甲子園」については第7章で詳しく紹介するが、筆者が面接した二人について述べる。

第一三回大会（二〇〇六年）で優勝した沖縄県立真和志高校のメンバーのうち、北上奈生子、渡久地葉月の二選手に二〇一六年三月二八日お会いし取材した。

北上さんは、以下のごとき内容を話してくれた。「自分は元々人と接するのが苦手であり、中学時代登校できず、登校できても保健室登校が精一杯であった。死にたいと思ったこともあったので、心療内科に行こうと思ったが効果がなさそうに思ったので行かなかった。学校からの勧めで真和志高校へ入学し、誘われて写真部に入部した。

高校では朝七時から夜八時ごろまで友達と遊んでいた。中学時代より楽しかった。今までで一番嬉しかったことは、一年生の時『ちゅら海』水族館で写真のイベントがあり、高校生の写真四～五枚の中で一位に選ばれた時だった。人より優れている、人から認められたことはこれまでなかったのでとても嬉しかった。写真甲子園で優勝した時の感激より大きく、今でも鮮明に思い出す。

落ち込んだ時には、頭が回らないし記憶力が落ちるし、意欲が出ず面白くない。こんな時に撮った写真を後で見ると、死んでいるように見えても写真が撮れたのだから生きていることが分かる。落ち込んでいても写真は何回でも撮れると思う」と微笑みを交えて語ってくれた。

渡久地さんは以下のことを話してくれた。「幼稚園の頃から絵は好きだった。中学二年生のころから授業に出ることができず、別室登校をしていた。出席日数が不足していたので、先生と相談して真和志高校に入学した。高校では通学はしたが、集団になじめず授業には出られなかった。しかし部活だけは参加していた。クラブ活動のメンバーの中には一緒に話せる友達がいるし、お互いの気持ちが分かるので、部活は過ごしやすい場所だった。優勝したことは貴重な経験だったし、自分に少し自信が持てるようになった。

優勝してからは、切磋琢磨し良い写真が撮れるようにすることと、後輩を育てることが大事だと思うようになった。今、自分は写真家。しかし、写真家としてだけで御飯を食べていくのは今のところ難しい。兼業しながら写真を続けていきたい。大きな目標は立てていない。現状の少し上を目指している。いずれにしても自立して親に恩返ししたい」と語ってくれた。

・高校生フォトコンテストで入賞した二人

写真甲子園とは異なるが、不登校を克服してフォトコンテストで優秀な成績を残した同じ沖縄県立真和志高校の二人の生徒に関する新聞報道（琉球新報、二〇〇五年二月五日朝刊）を紹介したい。第八回高校生のフォトメッセージコンテスト（主催：国際文化フォーラム）で二年生の下地小百合さんが大賞に次ぐ優秀賞、同じく二年生の新城昇子さんが五位に相当する努力賞をそれぞれ受賞した。

下地さんは中学時代、新城さんは小学二年から中学にかけて不登校を重ね、フリースクールを経て同校に入学した。二人は「写真を通して自分を表現できるようになった。目標を持った学校生活が送れている。次回は日本一を目指したい」と無邪気に喜んだ、と記載されていた。

・写真力で成長した五人

大阪府立大手前高校定時制課程で、総合学習と写真部を担当した野村訓教諭は、写真指導を通して不登校の生徒を立ち直らせている。その記録が、同氏の編著になる書籍で報告されているので、その一部を紹介したい[*1]。

松永未樹さん（一年生女子）：「中学に入学しましたが、中二の時のクラス替えで、クラスの仲間に入れなくなりました。仲の良かった友達が他のクラスになったためです。気がつけば自分は『孤立《こりつ》』していました。つらくて寂《さび》しかったです。学習塾でもこのころから下位になり、挫折感《ざせつかん》を持つようになりました。学校もこのころから少しずつ休むようになり、そのことを自分でも気にしていて、高校入試のことを考えればこのままの状態では無理だと思い、もう一度やり直そうと、三年の時に転校をしました。いざ、転校してみると『最悪』でした……。いろいろ気を使ってくれる仲間もいましたが、やはり、そこの集団にも入れませんでした。学校へ行くのが精一杯《せいいっぱい》だったのに、塾もすでに決められていました。なんとか一学期は行くことができましたが、二学期になってだんだん行けなくなってきたのです。三学期も同じような状態が続き、卒業式も欠席しました。……写真と出会って、私の人生は一八〇度変わりました。それを教えてくれた先生は、私にとってかけがえのない存在です。定時制高校に行って、野村先生と出会えたことを誇りに思います。将来は大学に行って、私が写真で救われたように、一人でも多くの子どもたちを助けられたらいいなあと思います」[*1]。

坂元純子さん（二年生まで在籍した女子）：「小さいころ、両親が離婚しました。その後私は母とふたりで暮らしていましたが、九歳の時に母が再婚しました。義父の登場と妹の誕生という新しい家庭は、居心地《いごこち》のいいものではありませんでした。中学の時は不登校になり、授業はずっと受けられませんでした。教室は怖《こわ》くて入れないので、保健室や放送室に通った時もありました。そのころは心も疲れきっていて、未来のカラーも真っ黒でした。……不登校だったころも、そしてその時考えていた未来も真っ黒だったけれど、今から思えば、あれは、シャッターが閉じたままで暗かったんだなあと思います。写真部と、お父さんみたいな野村先生に出会えて、遅《おそ》いながらも、閉じたシャッターが『カシャッ！』と動き始めました。それから『本当の私』は、いろいろな被写体を写せるようになりました[*2]」。

津田幸奈さん（四年生女子）：「不登校って言葉なんて、それまで知らなかった。小学校二年までは知らなかった。三年生になってクラス替えがあって、担任も変わった。急に自分のまわりが変わってしまったことに、何かとまどっていたのを覚えている。そんな時に『何か』があったらしい。それで学校に行けなくなって、不登校になった。その原因の『何か』は今でもはっきり思い出すことはできない。たぶん、誰にも言えなくて、早く忘れてしまいたくて逃げてしまい、全部自分の中だけに封印《ふういん》してしまったからだと思う。だれに何を聞かれても何も答えられなかった。そんな自分がどんどんイヤになって、嫌《きら》いになった。それからは人としゃべるのもそれまで以上に苦手になった気がする。結局、三年生だったのはたった一週間くらいだった。……不登校になった自分が嫌いで許せていない。そんな自分が、まだ自分の中にいる。それは一生消えないと思う。でも、今、少しずつ自分自身を好きになれていっている気がする。それは、自分には『写真がある』って、まだ少しだけど、自信が持ててきたことと、もうひとつは、写真や、今自分のまわりにいる人たちに出会えたことで、不登校になってよかったとも思えてきたからだと思う。今でも人としゃべるのが苦手な私に、野村先生は、『カメラを使ってもっと人と話せるようになったらいい』って言ってくれる。私はこれからも、まだまだ、写真のお世話になりそうです[*3]」。

後尾久美子さん（四年生女子）：「中学生になって、自分自身が存在しないような気がしました。まわりは、私の表面しか見ていないことに気付きました。外の世界に自分の居場所がなく、家から出るのがいやになって、中学二年生から不登校になり、そのまま二〇歳近くまでの五年間、家にひきこもりました。その間も、子どものままの自分が、ずっと成長できずにさまよっていました。どこにも出口がなく、苦しいだけの日々でした。……今の私の力になってくれるのは写真だし、勇気をくれたのはカメラでした。カメラを持つことで、人を信じて近づけるようになれたし、写真は自分の存在証明になっています。だから写真で社会的に認められたいと思っています。私は一生の仕事として写真に携わることを決めました。引きこもっていた弱い私ですが、外でカメラをかまえる『強い私』になります。まずは『逃げない』、これが今の私の気持ちです。私の宝物は、『写真と出会えたこと』です[*4]」。

中才知弥さん（四年生女子）：「小学校四年生のころから、少しずつ学校を休む日が多くなっていた。もともと、毎日元気に学校に行くような子でもなかったけど、そのころは、それまでと別の気持ちで休んでいたと思う。……先生に出会い、本音で話ができる友達ができ、この四年間で私は人間にもどることができた。もどったのか、やっと人間になれたのかはわからない。野村先生はよくこんなことを言っていた。『ガラス屑《くず》のように見えるダイヤの原石がゴロゴロ転がっている』と。私もその一つだったらしい。そう言われてうれしかった。今、私は人間として生まれ、写真に出会い、そしてみんなに出会ったことに感謝している[*5]」。

不登校の生徒が写真と出会えて成長していく様子を、本人の生の声を通して伺うことができた。写真の持つ力、写真力を改めて知ることができた。

第2節　自閉症

自閉スペクトラム症の生徒を対象にした写真誘発面接（PE）に関する研究報告がある。[*6] 生徒が撮影した写真を用いたPE研究には、教師の協力、研究者の柔軟性などが必要であるが、PEは自閉スペクトラム症の生徒に元気を与えるとともに研究に引き込む力を持っている。そしてPEは社会性を育て、コミュニケーション能力、自己認識力を高める上で有用である。さらにPEは、生徒の声を聞くことを可能にしてくれる。

第3節　心身症

精神科医山中康裕氏は、一九七八年写真を媒体にした精神療法を一四歳の心身症を抱える少年に実施し、その有用性を症例として報告した。[*7]

症例について同氏は次のごとく述べている。

「写真を始めてちょうど三か月で、一時自殺まで企てさせた頑固な症状が完全に消失したばかりか、諦めていた高校進学も成就したのであった。彼の示した七組二七枚の写真は、①問題の提示、②コンプレックスへの対決と治癒への願い、③衝動性の制御と馴化、④問題の直視と開花（マンダラ）、⑤『真昼体験』、⑥意識化《待つ》ことの必要性の自覚、⑦《男性性》の確立と安定化、という治癒過程を示したものと思われる。写真の順序はすべて患者が見せてくれたそれであったことを思うとき、実に的確かつ見事にイメージの展開が示されていることに、いまさら驚嘆せざるを得ない。……写真の映像をメッセージ媒体とする精神療法の成立しうることを示した」。

第4節　統合失調症

・精神科デイケア写真クラブ参加者

筆者は、勤務する精神科病院のデイケア担当医である。デイケア活動の一環として「写真クラブ」を立ち上げ活動してきているので、その概略と効果について述べる。

同クラブは、集団精神療法の一部と位置づけ、趣旨に賛同した者を対象者とした。対象者は八名（男性：七名、女性：一名）で、平均年齢と標準偏差は五五・〇±七・七歳であった。実施期間は二〇一七年一月から同年三月までで、一回の活動時間は七〇～八〇分で、計八回実施された。写真ならびにレジリエンスなどに関するミニ講義と過去一週間に撮った写真のうち本人が二枚を選び、四〇インチの大型液晶モニターで投映し、メンバーで討論した。バーベキュー大会などの屋外活動のさいにも写真を撮った。活動開始前後でレジリエンス（回復力）評価尺度を用いて効果を評価した。本評価尺度は、感情調整力、衝動調整力、楽観力、原因分析力、共感力、自己効力感、リーチアウト力のそれぞれが評価可能な自己記入式尺度である。

目的と注意事項を以下のごとくとし、活動前に内容を対象者に示した。具体的には、①メンタルヘルスの向上と、とくにレジリエンスの増強を目指す。その結果、現在受けている治療の効果が上がることが期待される。②具体的には、写真による「自己表現」、自己信頼をもたらす「自己肯定体験」、「自分の写真（自画像、表情、姿勢など）の受容」の場の提供を目指す。③当クラブでは写真に関することを含めて、批判・否定・比較・優劣をつけることは可能な限り避け、不快の感情を増やさないようにする。指摘したい事項があれば、「もっとよくするにはこうすればよいと思う」と一言述べてから話す。④良いところを探し、指摘し誉める。このことにより「快」の感情を増やす。⑤「クラブ」が楽しいと感じられることが望まれる、の五項目であった。

レジリエンス評価尺度の評点を活動前後で比較した。その結果、いずれの項目についても有意な差は認められなかったが、「共感力」と「自己効力感」は八人中四人に、「感情調整力」と「楽観力」は八人中三人に点数が高くなっていた。「共感力」とは、他人の主観的な体験を理解する能力であり、「自己効力感」とは、自分が有能であるとの感覚である。「感情調整力」とはプレッシャーのもとで落ち着きを保つ能力であり、「楽観力」は未来を比較的明るいものとしてとらえることを意味している。*8

最終日に感想を書いてもらった。

Aさん（六七歳女性）：「一人で写真を鑑賞するより、メンバーさんと一緒だと何をうつしたらいいのかが分かって新しい発見でした。会話しながら撮影会に参加して楽しかった」。

Bさん（四九歳男性）：「写真を通して、いろんな見方があり考え方があったりしてとても楽しかった」。

Cさん（五三歳男性）：「写真は一人で撮るのではなく、写真クラブとして活動する方が、だんぜん楽しいですから。新しい発見や面白味も生まれてきますから、今後定期的にあってもいいと思います」。

Dさん（五六歳男性）：「回を重ねることで自己を高めることができた。表現は楽しい。自分の気持ちを相手に伝えることが、こんなに楽しいことだと気付かされた。他人の気持ちを大切にすることが大切で、相手を傷つけないようにするすべを知った」。

Eさん（四六歳男性）：「写真を写す楽しみを改めて知りました。また仲間と外出して気分転換になりました」。

Fさん（六七歳男性）：「写真は一見誰でも撮れるようでいて、いい写真を取ることは大変むつかしい。まだ自分でこれはいい写真、これはたいしたことはないという区別がつかない。何かを極めようとするには一生は短い。写真とどうかかわるか考えさせられる」。

「写真クラブ」の活動を振り返ってみたい。デイケア活動は、精神疾患を抱える人々の社会復帰を目的としている。「写真クラブ」の活動が、その目的に沿った効果を示すことができるかを知るため、レジリエンス（回復力）

評価尺度を使用して評価した。設問内容は、普段の日常生活ではあまり考えないことが多かったので回答にとまどった者もいた。このこともあってか全体に評点は低い印象であった。そして活動前後で評点の有意差は見出せなかった。しかし、一部の項目では改善の方向が見られていることと、感想文の中で本活動を肯定的にとらえているので、今後も継続したいと考えている。

「写真クラブ」の活動は、その後、年に一～二回のペースで実施している。その結果、写真技術は向上し、次にも述べる「沖縄県こころの芸術文化フェスティバル」（二〇一七年一一月）で優秀賞を二人、奨励賞を一人が受賞した。このことは、「写真クラブ」に大きな励みとなっている。

・「沖縄県こころの芸術文化フェスティバル」で入選した他病院の二人

表記フェスティバル（二〇一六年一一月）写真部門で最優秀賞、優秀賞、奨励賞を独占したサマリヤ人病院精神科デイケアを二〇一六年一二月に訪問し、デイケア担当職員、入賞した利用者（患者）に面会した。写真クラブのメンバーは六～八人で、活動は不定期的で二か月に一～二回程度、本島北部の名護市、本部町まで撮影に行く。撮影後は、スライドショーを見ながら利用者同士、作品のタイトルや感想（被写体のどのようなところに惹かれたか、どのような気持ちで撮影したか、など）を述べ討論している、とのことであった。

写真クラブに対する利用者の感想は次のごとくであった。

Aさん（四〇歳代女性）：「集中力が上がった」「気持ちを込めてシャッターをきるようになった」「人と話をするようになった」「大きな画面で見ると印象が大きく変わることが分かった」「コンクールに出展する作品選びが楽しみになった」「賞をとることで自信になった」

Bさん（六三歳男性）：「撮影の条件を考えるようになった。例えばもっと光があれば……。もっと暗い方がよかった」「身近な細かいところに気付くようになった。雲の形とか」「休日は外出することはなかったが、外に出るようになった」。

面接したときの筆者の印象は、初対面であるにもかかわらず、堂々と自信を持って撮影活動について話してくれた。彼らの精神状態の詳細は不明であるが、面接時の印象では、社会復帰が可能な状態に至っているのではないかと思った。少なくとも写真が好きで、コンクールでの入賞経験があることもあってか写真に対して自信を持っているように見えた。

・精神疾患を抱えるホームレス経験者

報告「写真には価値がある？　ホームレス経験者に対する写真誘発面接」が出された。[*9] 対象は、重篤な精神疾患を抱えており以前にホームレスの経験がある一三名（男：一一、女：二）で年齢の平均は四五歳であった。対象者は、日常生活において肯定的な側面と思われる写真と否定的側面と思われる写真を計一八枚撮り持参するよう求められた。そして、それぞれの写真について語ることも要求された。

得られた一三名の写真、合計二〇五枚の写真について分析が行われた。分析の結果、単なる言葉だけを用いた面接と比べ、写真誘発面接は、対象者のより深い、より詳しい評価が可能であった。対象者は、写真誘発面接の有益性を語るとともに、日常生活を写したネガティブな写真より、ポジティブな写真を好んだ。本研究結果から、写真誘発面接は対象者にエンパワーメント（能力）と創造力を増強させると結論づけている。

第5節　うつ病

筆者が主治医として写真療法を行った中年男性を紹介したい。

四八歳男性：真面目で几帳面な性格である。大学を卒業し地方公務員として勤務するようになった。仕事は順調に進み成績もよく四五歳の若さで部長に昇格した。昇格して六か月後の九月、台風による被害が発生しその対策のため超多忙の日々が続いた。復旧対策は終了し通常の勤務体制に戻ったが、不眠、食欲不振、抑うつ気分（時に自殺願望あり）、意欲低下などが認められるようになり、欠勤が続くようになった。上記症状に気付いてから三か月後に当院を受診し、筆者が主治医となった。

中等度のうつ状態であり、うつ病と診断し抗うつ薬療法、認知行動療法を外来で実施した。二か月間の病休と外来治療で病状はかなり改善したが、意欲低下の改善は遅れた。趣味を持たない「仕事人間」だったので写真療法をすすめた。「何でもよいから撮りたいものを撮ってそれを見せてほしい」とだけ指示した。

最初はあまり乗り気ではなかったが、徐々に関心を持つようになり、最初は自宅の窓から外の風景を撮った曇り空の写真が多かったが、カメラを持って外出するようになり、時には一日に二〜三時間も撮影のために歩き回るようになった。カメラを向ける視野も広がり、コバルトブルーの海が広がる海辺、西の空に沈む夕日、などの風景のほか、野に咲く可憐な草花の写真もみられるようになった。写真のカラーは、灰色、青色から黄色、橙色に大きく変化した。

診察のため来院するごとに、写真を話題にして面接しているが、表情も明るくなり行動量も増えてきた。本人が次のように話してくれた。「先生、〝うつ〟になって拾い物をしました。これまで仕事のことばかり考えていて、自分たちが生活している町、植物、自然などについて考えることはほとんどありませんでした。趣味が必要、とくに退職後は必要だと職員には話していましたが、自分のことは考えていませんでした。写真を楽しみながら職場に復帰します。ありがとうございました」。

第6節　不安症群

写真誘発面接を行った中年女性を紹介したい。

四九歳女性：神経質で些細なことを気にする性格であり、とくに健康についてのこだわりが強かった。高校を卒業し、調剤薬局に勤務するようになった。二二歳で結婚し長男をもうけ夫と三人暮らしであった。四五歳頃から、首から肩のこり、ふらふら感、体のほてる感じなどが認められるようになり、内科医院で更年期障害と診断された。

体調の変化がひどく気になるようになり、産婦人科、心療内科など五～六か所の医療機関を受診し自律神経失調症と診断されたりした。抗不安薬を服用すると症状はある程度軽くなるが、症状は残ったままであった。四七歳時、車の運転中、急に軽度ではあるが動悸、発汗、息苦しさが認められたので、精神科クリニックを受診したところ、不安症群でパニック症の疑いがあるとのことで、認知行動療法をすすめられ当院を受診した。

抗不安薬療法、認知行動療法を実施したが、マイナス思考の修正が出来ないし、自分には合わないと述べ認知行動療法は中断した。家事は不十分ながら何とかこなしていたが、「スーパー」での買い物以外に外出することはほとんどなかった。パニック発作に対する予期不安と体の不調に関するこだわりが強く、このことが彼女の生活を支配していた。パソコンを使ったＳＮＳ（ソーシャルネットワーキングサービス）に興味を持っており、健康に関する情報の収集やメール友達との交流を続けていた。

スマートフォンを所有していたので、それを利用して写真を撮ることをすすめた。動物が好きなようで庭で遊ぶ小鳥の写真を撮ってきたので、写真誘発面接を実施した。四～五回目の面接には、笑顔を交えて小鳥の鳴き声をまねたりするようになった。六～七回目の面接時には近所の公園に行き小鳥より大きな鳩が遊ぶ写真を持参するようになった。一〇回目ごろには身体に対する訴えもほとんどなくなり、行動量も増え、行動範囲も広がった。

写真誘発面接を開始する前には、彼女の訴える身体の不調に対し、傾聴し、それを受け止め、身体の健康に対する過度の関心を外に向けさせる支持的な精神療法を実施していたが、筆者自身、何となく手詰まり感を覚え、診療もマンネリ感の傾向にあった。

写真を用いた面接、精神療法を実施するようになり、彼女の生い立ち、性格、現在の精神状態をより詳細に把握できるようになったし、毎回の面接で新しい発見があった。彼女も体調不良、パニック発作の話題を取り上げることは少なくなったし、「写真って面白い」と笑顔で語るようになった。精神状態を評価する心理テストは実施していないので、客観的な数値として効果を示すことはできないが、写真誘発面接は、患者・医師のいずれにとっても有益な面接法・治療法であると思う。

第７節　ひきこもり

日本精神神経学会、ＷＨＯ（世界保健機関）などの精神疾患の診断基準の中にひきこもりは含まれておらず、日常の診療でひきこもりと診断することはまずない。したがって、写真力とひきこもりをテーマにした医学・心理学的研究は見出せなかったし、筆者自身も経験していない。しかし、うつ病、神経症群、統合失調症などの疾患を抱え、ひきこもり状態の患者は少なくない。ひきこもり状態の一部である「不登校」についてはすでに述べた。ひきこもりは始まる年齢が上がり、また期間も長くなっており、社会問題となっているので、節を立ててひきこもりの現状を紹介したい。

厚生労働省の定義によると、ひきこもりは「仕事や学校に行かず、かつ家族以外の人との交流をほとんどせずに、六か月以上続けて自宅にひきこもっている状態で、時々は買い物などで外出することもある場合も含める」としている。[*10] 厚生労働省／国立精神・神経医療研究センター精神保健研究所のひきこもりの概念は、①単一の疾患や障害の概念ではない、②実態は多彩である、③生物学的要因が強く関与している場合もある、④長期化はひとつの特徴である、などとされている。

ＮＨＫ福祉ネットワークによると二〇〇五年度のひきこもりは一〇六万人以上で、稀に外出する程度のケースまで含めると三〇〇万人存在するとされている。全国引きこもりＫＨＪ親の会の推計でも同様である。[*11]

朝日新聞（朝刊、二〇一七年六月三日）のオピニオン＆フォーラム欄「長引くひきこもり」によると、山形県内の調査でひきこもりの平均年齢は二〇〇四年の二七・六歳から二〇一七年には三三・五歳に上がり、ひきこもっている平均期間は七・五年から一〇・八年に延び、いずれも過去最高、最長になっている、と報じている。

同欄でＮＰＯ法人「仕事工房ポポロ」代表中川健史氏は以下のごとく述べている。ひきこもり支援で「一番大切なのは、本人が自分の価値に気づき、自信を持てるかです。私はひきこもりを否定しません。無理に連れ出して訓練し、就職できても結局は長く続かず、さらに傷を深める人は少なくない。その人の持っている価値を引き出して、絵描きでも農業でもＩＴでも何でもいいから、その人の価値を社会の価値に転換し、社会へつないでいくことが大切です」と結んでいる。

ひきこもり状態の中にある者の中に写真・絵画などに少しでも興味があれば、カメラを持って何でもよいので写真を撮ってほしい。新しい道が開けるかもしれない。

第８節　認知症

・精神科病棟入院者

認知症などの精神疾患に罹患している入院中の高齢者を対象に、写真療法が実施されその効果が報告された。[*12] 活動は写真撮影と肯定的なグループ討論による鑑賞で構成されていた。期間は一年間であった。

参加者の感想は、第1章でも一部紹介したが、以下のようであった。「生きがいができた」、「写真を撮ってみんなで話すと満足する」、「写真は、手に取れる瞬間なんですね」、「私はいつも否定されてきた人生だったけど、写真の活動ではじめて肯定されて、いままで重くて重くて仕方のなかった自分の心がすーっと軽くなりました。もう、私は心の鬼を消します」などであった。

写真療法を指導した著者は、以下のごとく記している。「これらの経験から、たとえ認知機能が衰えたとしても、人生を楽しみ、自分に自信や意欲を持ち、豊かな人間関係が築けるような生き方が、何歳になっても可能ではないか、またそのための支援ができるのではないかと考えた」。

・高齢者施設入所者

論文「高齢者施設で生活する認知症高齢者への写真療法の実践」が報告された[*13]。認知症を抱える高齢者の自己表現、感情表出を調べる目的で研究が実施された。対象は、軽度から中等度の認知症を抱える人々であった。方法は「写真を撮る、自分の撮った写真を観ながら語る、グループで写真を見せ合い語る」で構成された写真療法を週一回、計八回実施した。

写真療法を実施した結果、以下のことが明らかになったと記されている。「本療法は自己表現のみならず、写真を撮る場合、何を撮るか、撮った写真の中からどの写真を印刷するかを決める自己決定の機会を与えることができた。自分で撮った写真を使うことにより、自分の人生を振り返ることにつながり、自己肯定感を生む機会となった。仲間との相互作用を通して、語りを引き出すことができ、他者とのコミュニケーションを取る方法となった。これらのことから写真療法は、認知症高齢者に現在の思いを表出することを促すことにより、彼らに対する理解を深め、個人の希望に添った看護を行う上での手がかりになると考えた」。

・職場復帰プロジェクト参加者

若年の認知症を抱える人々が参加する「職場復帰プロジェクト」に「photovoice（写真の声）」が用いられた結果が報告されている。[*14]「写真の声」に関する解説は、第５章第５節で既に紹介したので参照してほしい。

写真は出来事を記録し、複雑な現象をとらえ、物語を語ることができる。写真は言葉に頼らないので、通常は研究の対象となり難い知的障害などを抱える者にも利用できる利点がある。そこで若年で発症した認知症者が参加している「職場復帰プロジェクト」の効果を評価するために「写真の声」が用いられた。

写真に対する対象者のコメントから「写真の声」は、以下の四グループに分けられた。すなわち、①認知症の衝撃、②家族の衝撃、③働く経験、④新しい友達、である。本研究で得られた経験をもとに、認知症の人々に対する写真の利用に関して考察されている。

第９節　その他

・子どもの心理的不適応

報告「写真による心理療法―歴史とその変遷」の中で石原眞澄氏は以下のごとく述べている。[*15]「ローウェンタル・Dは、短期療法のひとつとして写真療法を実践している。この方法は、あらかじめ用意した写真の中からクライアント自身が選んだ写真をもとに、自分について語るというシンプルなものだが、治療前後で測定した心理質問紙から、不安やうつ得点の減少を確認し、小学生を中心とした子ども達の心理的不適応状態のケアに成果をあげている」。

・子どもの喪失体験後の悲嘆

報告「遊戯療法と写真誘発面接：子どもの深い悲しみの物語り的考察」が出された。[*16] 子どもは、大人と同様に重大な喪失の後に深い悲しみを経験するが、複雑な言語表現の機能が十分に発達していないので、喪失に関連した感情を表現することが困難である。

研究の対象者は、六〜九歳の子どもで本研究に参加する三〜一八か月前に最愛の人を失っていた。対象者に写真誘発法を使って面接した。写真誘発面接は、面接の過程を促進させ、写真を通して喪失した最愛の人との関係、それに続く喪失の状況に関する理解がより深まった。その結果、喪失に関する情緒的な経験を子どもと分かち合うことが可能となった。悲しみを経験する子どもの治療にあたる治療者、子どもの遊戯室での写真の利用、将来の研究課題などについて考察した。

・大学生のストレス対策

報告「個人的ストレスの見分けと対処：健康教育コースにおける写真誘発面接の利用」が出された。[*17]

対象は、大学で実施される健康教育コースの一環である「ストレス対処と予防」に参加した学生である。新学期の開始にともない自分にとって有害なストレスを見分ける方法、ストレスを軽減させる方法、これらの方法を使用した効果の評価法などが講義された。これらの講義内容が書かれた解説書が学生に配布され、学期期間中使用できるよう準備された。

上記学生を対象に「写真誘発面接プロジェクト」が実施された。本プロジェクトはA〜Cの三部で構成され、パートAでは、各学生は日常生活におけるストレスのうち主なストレス三つを取り上げ、それぞれについて写真を撮り、各ストレスの及ぼす影響を具体的に記録用紙に記入するよう求められた。例えばある学生は「学校」がストレスになっている場合、「学校」の写真を撮るのではなく、「学校」の何が問題なのか、を特定するよう求められる。

「化学」か「数学」かなどであり、「化学」であれば「化学の教科書」の写真を撮ることになる。同居している寮の学生がストレスの原因となっていれば、「部屋を清潔にしなさいと言われたこと」が原因であることに気付き、同室者の写真ではなく「不潔な部屋」の写真を撮るよう指導された。

パートBでは、学生は学期期間中に、すでに学んだストレス低減法のうち、どのストレスにどの方法が有効かを試み、有効と思われる方法を継続するよう求められた。例えば、ストレス低減法としてはポジティブな独り言、マイナス思考の修正、将来計画を立てる、運動、ヨガ、瞑想、深呼吸などが取り上げられた。

パートCでは、参加学生は実習を振り返り、本プロジェクトの個人評価が求められ、教官はプロジェクト全体を評価した。結論として、写真誘発面接を用いた本法は、学生の日常生活におけるストレスの原因を見分ける簡単な方法であるとともに、ストレスを低減させる方法でもある、としている。そして本法は大学生のみならず高校生、高齢者などにも適用できるだろうと述べている。

・青年のアイデンティティ

報告「研究実践としての自画像写真：アイデンティティと自尊感情研究」が提出された。[*18] 本報告は、アイデンティティと自尊感情に関する研究実践の一部として自画像写真が取り上げられた。自画像写真は、研究者に対象者の行動と思考を支配するアイデンティティを把握させることができる。そして自画像写真は、限界ぎりぎりの生活をしているグループにも適用できる。なぜなら、写真を通して自分を語らせることが可能だからである。さらに自画像写真は、研究者が言語など文化的に異なる対象者を取り上げる場合、質問表の作成など困難な問題を避けることができる利点もある。著者らは青年期のラテン系アメリカ人女性五〇人を対象とした研究と一八歳以上のインド人女性四〇人を対象とした研究について報告し、アイデンティティと自尊感情研究を進めるうえで自画像写真の有用性を述べた。

・ホームレス女性のアイデンティティ

報告「アイデンティティを強化する：写真誘発面接法を用いた女性ホームレス者のアイデンティティに関する研究」が出された。[*19] 英国における女性ホステルに関する民俗誌学的研究に写真誘発面接が組み込まれたものである。対象者はホームレスであり、かつホームレスホステルで働く女性である。

対象者には使い捨てカメラが与えられ、自分自身の何かを示す写真を撮るよう求められた。その後の面接で写真について面接者と討論がされた。得られた結果から、写真誘発面接法は、これまでの伝統的な研究手段に比べより実りが多く、より個人的なアイデンティティの確立に有用となろうと述べている。

・低所得高齢者のアイデンティティ

報告「アイデンティティと加齢に関する研究：低所得高齢者の自画像写真と物語」が出された。[*20] 研究の目的は、これら高齢者が、自立・健康についてどのように受け止めているのか、自分自身をどのように理解しているのか、などを知ることである。対象は五五歳以上の高齢者四五名で、まず個人物語面接を行い、そのうち三一名について引き続き写真誘発面接を実施した。

得られた情報から以下のことが分かった。崩壊したアイデンティティは、加齢、家屋、健康、経済、病院受診などに対する主観的な見解に影響を与えていた。これらの結果は、住宅事情と尊厳との関連性を強調するとともに、低所得状況の中で加齢を経験するにつれてアイデンティティが変化することが強く示された。

・高齢者の心臓リハビリテーションの継続

報告「心臓リハビリテーション療法の重要性を理解させるために視覚手法を利用」が出された。[*21] 本リハビリテーション療法は、心血管疾患により低下した身体機能・精神機能を回復させ、早期に質の高い社会復帰を実現し、再発や突然死を予防することを目的とした療法である。本療法の有効性が明確に示され、本人にとって利益があるにもかかわらず、同療法を継続する者は全体の一五〜五〇％と少ない。本研究は、自画像写真面接を用いて本療法に参加する動機付けと継続的参加に及ぼす影響を調べることを目的とした。

対象は、本リハビリテーションのすべてを終了した二三名（男性：一八、女性：五、平均年齢：七二・三歳）であり、対象者が撮った自画像写真ないし絵画を用いて半構造化面接を実施した。面接内容の分析から以下のテーマに関心があることが明らかとなった。すなわち①死の恐怖と病気を避ける、②危機的出来事、③加齢との戦い、④社会的影響、⑤人生を楽しむ、⑥楽しみと心理的幸福、などである。そのうち訓練の継続にとって強力な動機付けになったのは、死の恐怖、病気の回避、加齢との戦い、人生を楽しむ、であった。個人ではなく集団での訓練も継続的参加に有効であった。

・羞恥心と環境の相互作用

報告「羞恥心と環境の相互作用：肖像写真から見た羞恥心」が出された。[*22] 羞恥心は、環境に対する見方に影響を与えると同時に、羞恥心は環境に対する見方によっても影響される。本研究では、恥ずかしがり屋と恥ずかしがり屋でない人が、〝あなたは誰ですか〟の質問に答えるかたちで、彼ら自身が撮った自画像写真が使用された。得られた内容を分析した結果、恥ずかしがり屋は恥ずかしがり屋でない人に比較し、美学的指向性が強く、人間指向的ではなく、指向の幅が狭いことが明らかになった。

・高齢者の心理的人種差

報告「自画像写真をとおしてみた日本人とアメリカ人高齢者の心理的差異：加齢と平和への探求」が出された。[*23] 比較文化的に加齢を理解するため、世界共通の言語である写真が使用された。

研究対象者は平均年齢が七三歳の日本人とアメリカ人である。自画像写真（他人が撮ったものも含む）六枚を用いて、〝あなたは誰？〞の問いに答えるよう求められる。得られた内容の分析から以下のことが明らかとなった。高齢日本人は、内側指向性（自分の領域の内側、庭、家屋）であり、美学指向的である。いっぽう高齢アメリカ人は、より他者への指向性がみられる。得られた結果は、平安を求める態度の相違と解釈できる。東洋では自己の調和を通して平安が得られると考え、西洋では社会的調和が重要と考えられる、と述べている。

第10節　おわりに

写真力のメンタルヘルス不調に対する効果を各疾患ごとに概観した。ほとんどの精神疾患を含むメンタルヘルス不調、さらには自己同一性の障害といったアイデンティティに関する不調など幅広い分野において写真力が使われ、それなりの効果をあげている。自己同一性とは、精神分析の考え方で少し難しいが「自分とは何か」「自分はどこから来て、どこに行くのか」という内的経験の統合である。

不登校に関しては、具体的な症例を通して写真療法の有効性を示した。学校現場における、教師、養護教員、心理職を中心とした学校カウンセリングで、写真療法の有用性を再認識し、教育現場に生かすことができよう。

写真回想法は、高齢者、認知症を抱える人々に使用されている。高齢者の回想はどちらかといえば過去に対する過度の執着など否定的にとらえられていたが、現在では心理的な不安定、未解決であった過去の問題の処理、自尊感情を高めることができる手段と考えられるようになってきている。現に認知症になり認知機能が衰えても人生を楽しみ、自信を持ち、意欲をもって生きることは可能であり、そのために写真が利用できる。

精神科治療施設では、自閉症、心身症、統合失調症、うつ病、神経症、さらには先ほど触れた認知症などの多くの疾患に、あるいはほとんどのメンタルヘルス不調に写真が治療として利用されている。第５章第６節「おわりに」で要約したように数多くの効果が示されているので、積極的に使用することが期待されよう。

写真誘発面接を筆者は約一〇人の患者さんに実施している。うつ病、ないしうつ病圏の患者さんが殆どで、外来診察のさい利用している。治療効果の厳密な評価は現在のところできないが、患者さん・筆者とも面接が楽しく、患者さんの行動量は撮影などのために増え、興味・関心の範囲も広がり、患者さんにも概して好評である。

気分変調症のため軽うつ状態が長期間続いている患者さんに、自画像写真を一週間に一回撮るように依頼した。そのさい、「できるだけ自分が好きになるような写真」を撮るようお願いした。八週間後には自画像写真の表情も明るくなり、精神状態も軽度ながら改善した。

写真力は、メンタルヘルス不調、メンタルヘルス向上に有効であることは明らかである。有効性を高めるためには、当事者の写真療法に取り組む意欲とそれを育てる指導者の力量が問われよう。認知行動療法などのように実施ガイドライン、実施マニュアルがあり、それに沿って指導、助言、治療するまでに至っていない。したがって、より効果的に療法を実施するには現在のところ指導者の自助努力が欠かせない。ある程度の写真に関する知識と精神・心理療法の素養が必要であろう。指導者を育てる意味でも学校・大学における写真教育の充実、心理師、精神科医などの医療従事者の写真に対する興味の高まりが期待されている。

＊1　松永未樹「180度の変身―写真との出会い」『レンズの向こうに自分が見える』（野村訓編著）岩波書店、一四八―一五三頁（二〇〇四年）

＊2　坂元純子「私のお父さん」『レンズの向こうに自分が見える』（野村訓編著）岩波書店、一五四―一五七頁（二〇〇四年）

＊3 津田幸奈「空白の七年」『レンズの向こうに自分が見える』（野村訓編著）岩波書店、一五八―一六一頁（二〇〇四年）

＊4 後尾久美子「私の宝物」『レンズの向こうに自分が見える』（野村訓編著）岩波書店、一六二―一六七頁（二〇〇四年）

＊5 中才知弥「運命の出会いに救われて」『レンズの向こうに自分が見える』（野村訓編著）岩波書店、一六八―一八四頁（二〇〇四年）

＊6 Danker J＝Strnadova I＝Cumming TM「Engaging students with autism spectrum disorder in research through participant-driven photo-elicitation research technique」Australian J of Special Education, published online: 26 July 2016

＊7 山中康裕「写真療法を用いて治癒した思春期心身症の一例」『山中康裕著作集第6巻、たましいの顕現―芸術・表現療法2』（岸本寛史編集）岩崎学術出版社、二三五―二五八頁（二〇〇四年）

＊8 ライビッチ・K＝シャテー・A（宇野カオリ訳）「変化に向き合う―あなたのレジリエンス度は？」『レジリエンスの教科書』草思社、三三―五四頁（二〇一五年）

＊9 Padgett DK＝Smith BT＝Derejko KS et al「A picture is worth…? photo elicitation interviewing with formerly homeless adults」Qual Health Res, 23: 1435-1444, 2013

＊10 「わが国における『ひきこもり』の実態と関連要因：世界精神保健日本調査から」http://www8.cao.go.jp/youth/suisin/pdf/hikikomori/sl-2.pdf

＊11 全国引きこもりKHJ親の会 http://www.khj-h.com/

＊12 石原眞澄＝斉藤民「写真による自己表現とポジティブ・エモーションの意義―成熟期における自我の統合に向けて」日本写真芸術学会誌、25巻、三七―四四頁（二〇一六年）

＊13 増田雄太＝荻野朋子「高齢者施設で生活する認知症高齢者への写真療法の実践」中京学院大学看護学部紀要、6巻、三七―四八頁（二〇一六年）

＊14 Evans D＝Robertson J＝Candy A「Use of photovoice with people with younger onset dementia」Dementia（London）, 15: 798-813, 2016

＊15 石原眞澄「写真による心理療法―歴史とその変遷」日本写真芸術学会誌、22巻、一九―二五頁（二〇一三年）

＊16 Stutey DM＝Helm HM＝LoSasso H et al「Playtherapy and photo-elicitation: a narrative examination of children's grief」Int J of Play Therapy, 25: 154–165, 2016

＊17 Hunter T「Identifying and responding to personal stressors: utilizing photo elicitation in health education courses」The Health Education, 46: 25–28, 2014

＊18 Noland CM「Auto-photography as research practice: identity and self-esteem research」J of Research Practice, 2: Issue 1, Issue M1, 2006

＊19 Bareham A＝Locke A＝Yeadon-Lee T「Empowering identities: using photo-elicitation interviews to explore identities in women's hostels」In: 8th Biennial Conference of the International Society of Critical Health Psychology 22nd - 24th July 2013 Bradford, UK

＊20 Kohon J＝Carder P「Exploring identity and aging: auto-photography and narratives of low income older adults」J of Aging Stud, 30: 47 Issue 55, 2014

＊21 Hardcastle SJ＝McNamara K＝Tritton L et al「Using visual methods to understand physical activity maintenance of following cardiac rehabilitation」PLos One. 10 (9): e 0138218, 2015

＊22 Ziller RC＝Rorer BA「Shyness-environment interaction: a view from the shy side through auto-photography」J of Personality, 53: 626-639, 1985

＊23 Okura Y＝Ziller RC＝Osawa H「The psychological niche of older Japanese and Americans through auto-photography: aging and search for peace」Int J Aging Hum Dev, 22: 247 - 259, 1985〜1986

第7章 「写真甲子園」はメンタルヘルスに役立つ

全国高等学校写真選手権大会は一般に「写真甲子園」と称されているので、本書でも写真甲子園として略語を使用することにした。

写真甲子園は、高校生の課外活動の一部であり、当然のことながら高校教育に有用であることは明らかであろう。それに加えて、写真甲子園での生徒の経験・体験・学習、そして指導者の指導方法は、写真愛好者、カメラに興味を持つ人々にとって、さらには一般市民にとっても理解しやすく共感できる。そして写真甲子園を知ることは、写真のレベルを高めるためにも、健康、とくにメンタルヘルスの維持・増進にも有効と考えられる。

筆者は、写真甲子園に関する資料を集めたほか、写真甲子園で優勝、準優勝したチームの監督、選手など関係者に直接お会いしたり、電話で話を伺ったりして取材した。写真甲子園の選考過程、北海道東川町における大会本戦の状況など、写真甲子園の全体像を正しく理解してほしいと考えたので、関係資料を多く引用した。

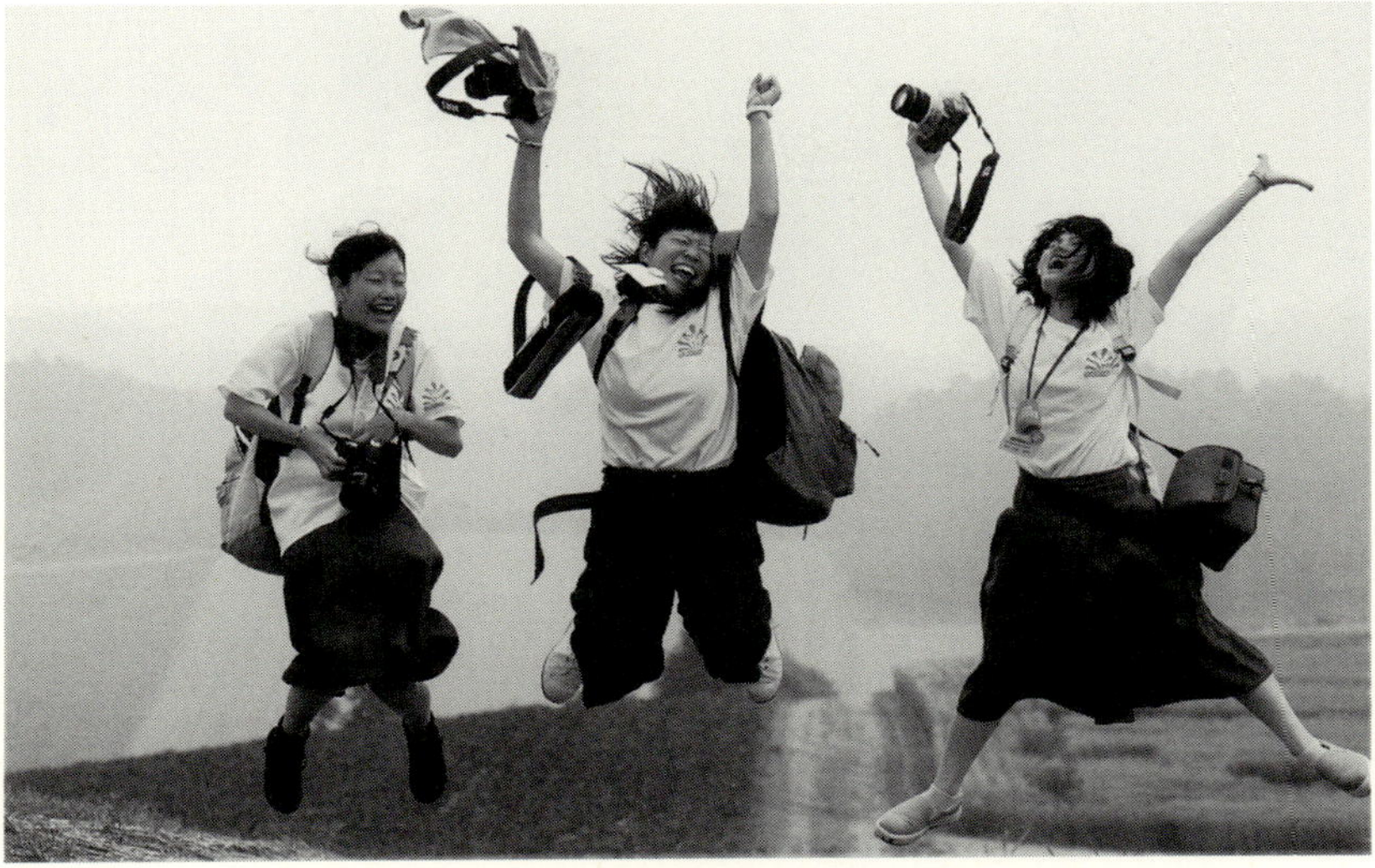

図7-1　写真甲子園2015実施報告書の表紙に掲載された写真

文献（＊２）から引用

第1節　「写真甲子園」の発足と歩み

写真甲子園の歴史を、「全国高等学校写真選手権大会・写真甲子園二〇年の軌跡一九九四–二〇一三」[*1]、各年度の実施報告書[*2*3]などを資料にしてまとめてみた。図7–1の写真は、「2015実施報告書」の表紙に掲載されたものである。この写真は、筆者のお気に入りの一枚で、躍動感と若さがほとばしっており、明るい未来を予感させてくれる。

北海道東川町は開拓九〇年を迎えた一九八五年、開拓一〇〇年に向かって「写真の町」を宣言した。宣言文の一部を紹介したい。「『自然』と『人』、『人』と『文化』、『人』と『人』それぞれの出会いの中に感動が生まれます。そのとき、それぞれの迫間《はざま》に風のようにカメラがあるなら、人は、その出会いを永遠に手中にし、幾多の人々に感動を与え、分かちあうことができるのです。……東川町に住むわたくしたちは、その素晴らしい感動をかたちづくるために四季折々に別世界を創造し植物や動物たちが息づく、雄大な自然環境と、風光明媚な景観を未来永劫に保ち、先人たちから受け継ぎ、共に培った、美しい風土と豊かな心をさらに育み、この恵まれた大地に、世界の人々に開かれた町、心のこもった〝写真映りのよい〟町の創造をめざします。……」。

写真の町宣言が出されてから一〇年後の一九九四年、当時札幌に拠点を置いて活動していた写真家・勇崎哲央氏（筆者注：現在は那覇市に在住）の提案により、東川町を中心とした地元を被写体とする写真甲子園がスタートした。当初の参加校は二〇〇校に満たなかったが、二〇一六年の第二三回大会では五二七校に増え、全国の高等学校写真部員のあこがれの大会と発展した。この写真甲子園に対するアジア諸国の関心は高く、オープン参加を試行する機運も生じている。

第２節　大会参加から優勝までの道程《みちのり》

全国の高等学校の写真部・サークルなどは、高校生三名でチームを編成し、三人の共同制作による作品（組写真）を一校一作品として大会事務局に提出することができる。テーマ・題材は自由となっている。

初戦審査会は、写真家立木義浩氏などの審査委員により各校から提出された作品を審査し、北海道ブロックから九州・沖縄ブロックまでの一一ブロック内で開催されるブロック別公開審査会に出場する学校を選出する。

ブロック別公開審査会（各ブロック代表決定戦）では初戦応募作品の制作意図やねらいを、審査委員へプレゼンテーションする。発表は、制作者三人が行い各校持ち時間は二分以内と定められている。審査は一般公開で作品はプロジェクターで投影する。この審査会でブロック代表校が選出され、東川町での本戦大会の出場が決まることになる。本戦での経費については、各校の最寄空港から東川町までの交通費並びに宿泊費は主催者負担となっている。

本戦での状況を直近の第二三回大会（二〇一六年）を取り上げ紹介したい。七月二五日（月）選手集合、オリエンテーション、七月二六日（火）開会式、ホストファミリーとの対面式、歓迎夕食会など、七月二七日（水）八：二〇撮影一（美瑛町など）、一〇：二〇メディア回収一、一一：三〇撮影二（旭川市）、一三：三〇メディア回収二、一五：〇五セレクト会議（各校ごと）一、一八：三〇ファースト公開審査会（テーマ「生命」）、七月二八日（木）八：三五撮影三（上富良野町など）、一〇：三五メディア回収三、一一：五五撮影四（東神楽町など）、一三：五五メディア回収四、一五：一〇セレクト会議二、一八：三〇セカンド公開審査会（テーマ「発見」）、七月二九日（金）撮影開始時刻は自由：撮影五（東川町など）、九：二〇メディア回収五、一一：二〇セレクト会議三、一四：一五ファイナル公開審査会（テーマ「ふれあい」）、一八：〇〇表彰式・閉会式、のごとく実施された。

本戦では、諸条件を一定にするため各選手が使い慣れたカメラなどの機材は使用せず、同一のものが貸与され、それらを使用したほか、撮影場所、テーマ（オリエンテーション時に発表）なども決められていた。監督（各校の写真部顧問）の指導は制限されていた。

優勝は、中国ブロック代表の島根県立大田高等学校（図7-2）、準優勝は九州・沖縄ブロック代表の沖縄県立知念高等学校であった。

第3節　優勝・準優勝チームの監督に聞く

・沖縄県立真和志高等学校

沖縄県立真和志高等学校は、第一〇回大会（二〇〇三年）で優勝、翌年の第一一回大会（二〇〇四年）で準優勝、第一三回（二〇〇六年）・第一四回（二〇〇七年）と連続優勝、第一六回（二〇〇九年）で準優勝を果たしている。優勝・準優勝時の監督は新里義和教諭（現在は県立糸満高等学校教頭）であり、二〇一七年三月一七日にお会いし取材した。以下のごとき内容が話された。

「沖縄県のレベルは全国で最下位のレベルだったので、まず予選（筆者注：初戦審査）を通過することが目標だった。絵の好きな生徒はいたが、写真には慣れていなかったので、興味本位で撮らせていた。技術的なことはあまり言わず、とにかく自由に撮らせた。そのうち生徒がのめり込んでいった。カメラを持つことによって対人恐怖がなくなった。中学時代に担任であった先生は、『こんな笑顔を見たことがない』と驚いていた。写真を好きになるには、とにかく撮る、それしかないと思う」と述べられた。

新里教諭は、その後、二〇〇九年から二〇一四年まで沖縄県立博物館・美術館の主任学芸員（専門分野：写真、現代美術）を務められ、その間「東松照明と沖縄　太陽へのラブレター」展、「森山大道　終わらない旅　北／南」展などの写真展を企画され実施された。その他、季刊誌「越境広場」の特集「東松照明　光と風の旅人」に写真に関する論文を執筆している。[*4] 新里先生にお会いして感じたことは、暖かで包容力があり生徒思いの熱血先生との印象であり、写真に限らず美術などに関する造詣が深く、このことも写真甲子園で連続優勝をなしとげた要因であろうと思った。

・沖縄県立知念高等学校

第二三回大会（二〇一六年）で準優勝に輝いた沖縄県立知念高等学校を、二〇一七年三月二一日訪問し、仲間吉信教頭と写真部顧問（準優勝チーム監督）照屋友理教諭にお会いした。

写真甲子園について以下のごとき内容が話された。

「普段の撮影では、カメラを持って犬も歩けば棒に当たるではないが、テーマを決めず自由に撮り歩いている。写真甲子園に備える場合、勝つためには戦略が必要なので、テーマを決めて撮っている。写真指導で重要なことは、各生徒の個性を見抜いて、それに応じて指導することだと思う」と話された。

「写真甲子園で沖縄県の高校は強いと言われているが、その理由として一致した見解はない。沖縄の生徒は、北海道に憧れがあるので北海道の空気、匂いなどに敏感なのかもしれない」と語られた。

照屋教諭は、地元紙「琉球新報」のコラム「未来への一歩二歩」に計六回にわたって執筆された。その中から一部を取り上げ紹介したい。第二回から第五回までが前任校、第六回が現任校での内容である。

第二回（二〇一六年一一月一八日）：「写真部の目標を〝生徒が主体的に活動すること〟に据えた私は、生徒に撮影会を企画させ、撮影当日、メンバーが揃わないとイラついて『今後休む人がいるなら撮影会で土日に付き合わない』と言って生徒に動揺を与えた。コンテストの締め切りの確認や郵送も生徒に行わせたが、出品はいつも二、三人だけ。結果はふるわなかった。コンテストの結果が届くと『入らないねー』と励まし合う日々だったが、生徒は合宿を企画するまでに成長し、新米顧問の私は〝これが部活なんだ〟と次第に満足し始めていた。一年が経ち、次の年、有名な〝写真甲子園優勝監督〟が赴任してくることになった。期待をもって仲眞富夫先生を迎えた」。

第三回（二〇一六年一二月一六日）：「仲眞富夫先生はガンジーそっくりだ。仲眞先生が怒ったところを見た人はあまりない。先生の部活指導は私の行ってきたそれとはまったく違っていた。私はというと、崖の上から生徒を見下し、下からよじ登ってくる生徒に『まあそのくらい登れたらよく頑張ったと思うよ』と声を掛けながら高みの見物をしているようだったのに対して、仲眞先生は崖の下から登ってくる生徒のお尻を、ぐいぐい凄い勢いで上に押して押して、いつの間にか登頂させてしまうのだ。それでいて、生徒はまったく押されていたことにも気がついていないし、仲眞先生も知らんぷりしていて、私はなんじゃそりゃと思った」。

さらに続けて、「詳しい説明は省くが、その後がすごい。登頂した生徒は周りから褒められ、達成感から心身ともに成長し、やる気がみなぎって、そこから本当の〝主体的〟な部活動が展開されるのである。卵が先か、鶏が先か、という謎かけが、ここにも当てはまることに驚いた。もちろん、生徒本人の努力、資質によるところが大きいのだが、写真を撮るのが好きな生徒を見つけ、結果がでるまで後押しし、その後の主体的な活動につなげるやり方をまざまざとみせつけられた」。

第五回（二〇一七年二月一〇日）：「二〇一四年の初戦の作品作りで読谷村の「やちむん（筆者注：焼物）の里」にある〝北窯〟を三か月間撮影させてもらった時、四人の親方たちに、本当によくしていただいた。……親方たちは、高校生が写真にかける情熱を理解し、工房への立ち入りを許して下さった。職人達も皆、被写体になってくれた。職人達はひたむきで、目は輝いていて、寒さに負けず、土と格闘する姿が美しかった。その姿に触発されて写真部の三人は、登り窯のすすだらけになって写真を撮影しまくり、二月から五月の間に撮った写真は四万枚を超えていた。その中からたった八枚を選ぶのだ。私達は写真甲子園に飛び立った。結果は優秀賞（三位）だった。……応援してくれたのに、と思うと、もっとやれたんじゃあないかと後悔する気持ちも残った」。

第六回（二〇一七年三月一三日）：「二〇一五年三月……知念高校に異動が決まった。……一人ぼっちの美術準備室が寂しかったのもつかの間、すぐに放課後は生徒が居座るようになり、写真同好会が走り出してにぎやかになった。カメラやプリンターなど、私物の持ち出しや、友人からのもらいものに頼ってほそぼそと始まった」。

「知念高校の生徒は素直で、スポンジのように物事を吸収し、撮影でも元気いっぱいで疲れを知らず、物おじせず、次々にコンテストに入賞した。本戦出場が決まってからは……三名でロードレースのような練習を繰り返した。雨が降っても撮影続行である。天候に頼らず作品になる写真が撮れるかは、写真甲子園本戦において重要だ。またイメージに合う人や場所を、直感や嗅覚を頼りに探して見つけ、知らない人にモデルをお願いしなければ良い作品がつくれない。当然断られることもあるが落ち込んでいる時間はない。準優勝した三名の本戦の姿は、眩しすぎて今はまだ書ききれない。……」。

照屋教諭は、前任校で写真甲子園優勝監督の指導をまのあたりにし、異動後の学校でゼロからのスタート後一年数か月間で準優勝に選ばれるまでに生徒を育て上げられたことになる。「成せば成る」を体現されたことになろう。

照屋教諭にお会いした印象は、どちらかといえば小柄な女性であるが、話し方、態度は実に堂々としており、生徒は自然に先生について行くような指導力を感じさせた。いっぽう、やさしく気さくで、筆者をさりげなく隣の写

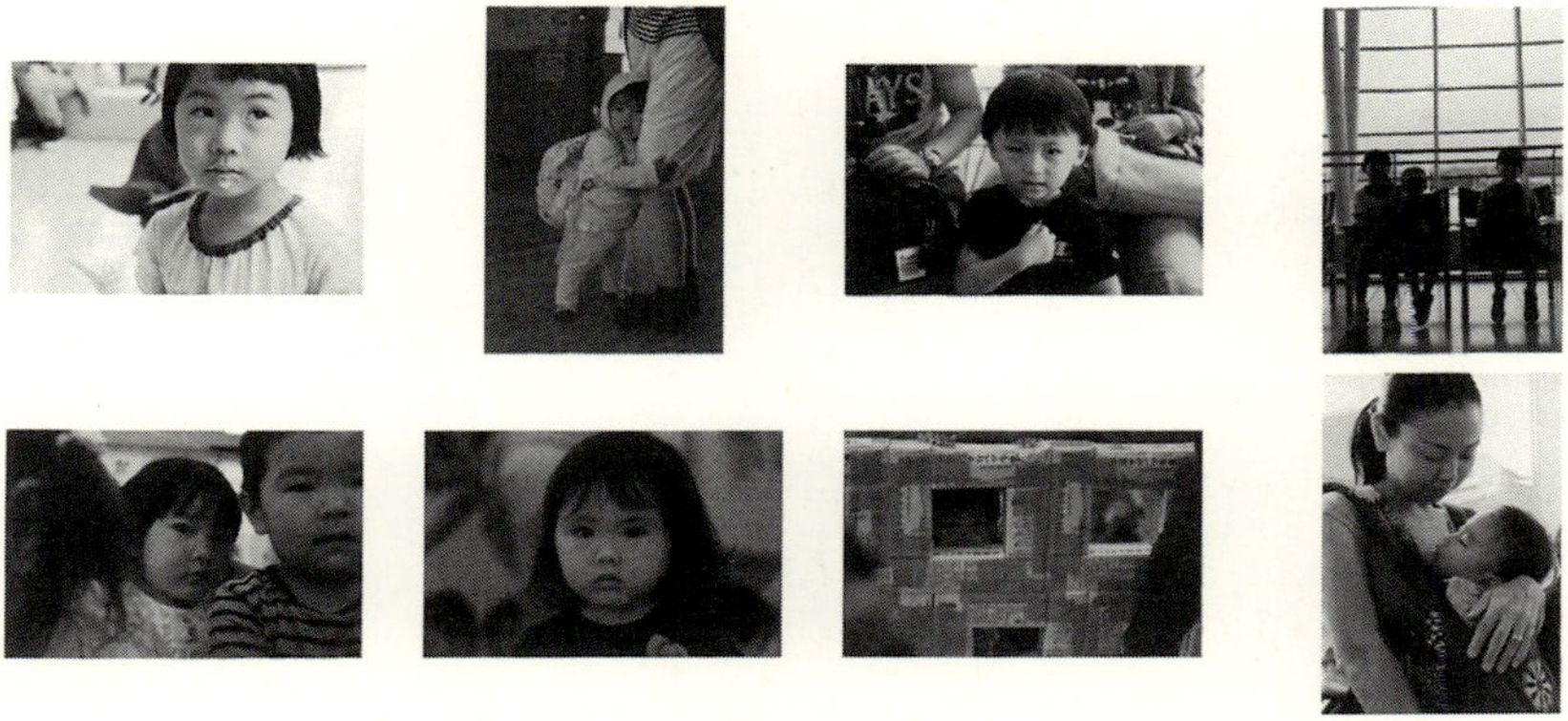

図7-2　島根県立大田高等学校の優勝作品　―「つながるということ」―

文献（＊３）から引用

真部の部室に案内し部員を紹介して下さった。いま、先生の大きな瞳を思い出している。それは温かさと優しさを感じさせると同時に、一瞬カメラのレンズのようにも思えた。同席の教頭は、若い写真部の顧問を暖かく見守っていた。

・島根県立大田高等学校

島根県立大田高等学校は、第二三回大会（二〇一六年）で中国ブロック代表に選ばれ、本戦で優勝した（図7-2）。筆者は、一九七〇年代に島根県大田市内にある病院にパート医として勤務したことがあり、そのさい大田高校の生徒を診療したことを想い出している。写真を見ながら、どちらかといえば地味で木訥《ぼくとつ》な生徒が多かったように思う。彼らの優勝した写真は、筆者の大田高校生のイメージと同一でありとても興味深い。監督は江田修一教諭、選手は柿田知保実、松本真実、清水希の三生徒であった。二〇一七年四月四日、江田監督に電話で取材したので、その概略を以下に紹介したい。

「あれから時はたったが、優勝の実感がまだ湧かない。他校から転勤してきた当時、生徒はのんびりしていて、スポンジのように自分の話すことを吸収してくれた。しかし、写真を撮ることが根付いていなかったので、写真を撮ろうと一年間撮り続けさせた。

本選での撮影はすべてモノクロであったが、それは写真の基本は白黒と生徒は思っていたし、テクニックの幅がカラーに比較して狭いので、それを持ち味にしようと思った。ファイナル審査会のテーマは『触れ合い』であった。

このようなテーマでは普通『笑顔』の写真が多いと思うが、写真部員には引込思案の生徒がいたりして、決して『笑顔』ばかりではない、別な側面『緊張感』『警戒心』『不安』『恐れ』もあるので、『触れ合い』の難しさみたいなものを表現したかった」と、話された。

大田高校写真部の快挙について、地元紙「山陰中央新報」は、「写真甲子園優勝―大田高校のキセキ」のテーマで二〇一六年八月二日〜四日までの三日間、新聞記者の記事として報じた。そこで、その一部を紹介したい。「江田教諭は新任地でも〝家族〟や〝夏〟などのテーマを与え、二週間を目安に何百枚も撮るように指導した。……努力を続けることで強くなる運動部と同じ。野球の素振りを繰り返すように、何枚も撮らないとうまくならない、との江田教諭の指導が浸透していった」。

「江田教諭には、写真甲子園を目指すきっかけになった出来事がある。一〇数年前、かつて写真部で教えた卒業生から『学校の時に写真部だったことは恥ずかしくて言えない』と言われた。どちらかと言えば地味なイメージなどがその理由だった。中学生のころから趣味でカメラを構え、写真でしか表現できないものがあると奥深さを知る指導者にはショックだった。その時、写真部にいたことが誇りになるように、全国大会に出られる指導をしようと心に決めたのだ。それから始まった写真甲子園への挑戦。頂上を極めたこれからも、変わらぬ思いで指導を続けるつもりだ」と結ばれている。

江田教諭にはお会いしていないが、電話での声、話し方、話される内容から、誠実で真面目な性格であり、表にあまり現さないが内に秘めた写真に対する熱い情熱を感じた。

第４節　優勝チームの選手・出場選手の声

・優勝チームの選手に聞く

第一三回大会（二〇〇六年）で優勝した沖縄県立真和志高校のメンバーは、新里義和監督、北上奈生子、中島聖子ジェニファー、渡久地葉月の各選手であった。選手のうち北上・渡久地の二人に二〇一六年三月二八日お会いし取材した。具体的な内容は、第６章第１節「不登校」の中で紹介したので参照してほしい。

・出場選手の声

「写真甲子園─二〇年の軌跡」に出場選手の声が箇条書きで示されているので、一三人の声をそのまま紹介したい。


「まぢ、ずーっとドキドキ♡♥した」。

「なんか私、めっちゃ元気です！　写真が終わってパワーがみなぎっている!!」。

「出会えて、活せて、戦えて、一緒に花火やれて、本当に良かった!!」。

「また会おーね」。

「一週間写真漬け。決して楽ではない一日一日……。終わった時にはとても達成感がありました!!」。

「一生の思い出をありがとう！　NO PHOTO NO LIFE」。

「意識面での自己改革ができた」。

「しかし!!　写真は体育会系やないかっ!!　これはもうスポーツだっ!!」。

「今年で二回目でしたが、去年よりもぎゅ～～ってして、う～～ってなった一週間でした」。

「始まって一〇分後に『来るんじゃなかった』と後悔し、終わって一〇分後に『また来たい！』と強く思う不思議な大会です」。

「自分の無力さと、思うようにいかないもどかしさに涙が出ました。人間としてたくさんのことを学び、成長しました」。

「『入口は競争、出口は感動』。まさにこの通りの一週間でした」。

「写真は一生続けます。いつか東川で『おとなの写真甲子園』でもやれたらなぁ（笑）では、また会う日まで」。

写真甲子園に対する若々しい高校生の率直な声が伝わってくる。写真甲子園は、生徒に、楽しみの発見、強みの発見、幸福感、達成感、充実感、自信など数々の宝物を与えているように思える。

第５節　審査委員の選評

各審査委員の選評が、「実施報告書」の中に掲載されている。第二二回大会[*2]（二〇一五年）と第二三回大会[*3]（二〇一六年）の中から、初戦審査委員、本戦審査委員の方々の選評を順不同で一部を紹介したい。

長倉洋海氏（写真家）：「写真には音も匂いもないけれど、動きを感じさせることはできる。吹き抜ける風を表現することはできる。何よりも思いを伝えることができると思います。東川の本大会では、人間の熱が感じられ、一陣の風が流れ、大地が匂い立つような写真に出会いたい。そう願っています。写真はとても面白いメディアだと思います。一瞬の中にすべてを写し込む。そういうメディアですから皆さんは自分探しをしなくても、皆さんが撮った写真の中にもう自分が写っていると、僕は思います」。

佐々木広人氏（「アサヒカメラ」編集長）：「不特定多数の人を相手に出展する以上は、いかに『共感』を持ってもらうかが大事になります。審査委員はみんな多感な一〇代を過ごしてきた〝先人〟です。そんな人たちに『わかるなあ』などと思わせたらしめたもの。逆に言葉も作品も仲間内だけでしか理解できないようなものでは、なかなか共感は得られません。世代や性別といった属性を超えたコミュニケーションを日常から心がけましょう。きっと何かをつかめるはずです。期待しています。……あえて苦言を呈します。地元で暮らす者にしか見えないもの、十代でなければ感じられないものをもっと前面に出してほしい。それも大人たちが共感、共有、あるいは衝撃を受ける描き方で」。

公文健太郎氏（写真家）：「私は、写真は個人でつくるものだと思ってやってまいりましたので、今回高校生たちがチームで取り組んだ作品にとても新鮮さを感じました。一人ではなかなかできない考察を交えた作品はバリエーションに富んでいて、作品の質も高くよくチームで揉まれているな、という感想を持ちました。また、写真で喜びを共有するということの大切さもあらためて感じました。ただ一方で、もっと純粋に量を撮ることに取り組んでもらいたいと思います」。

明緒氏（写真家）：「写真は、仕事以外ならば基本的にはひとりで撮るもの。しかしここではグループで作品づくりをする。人に意見を譲ったり、もらったり。可能性に満ちた思春期の高校生たちにはこのプロセスはとてもいい気がした。変に閉塞感に陥らないからである。また被写体になってもらう人々との交流。すべての試行錯誤が、これからの人生そして写真にプラスになっていくのではないか。彼らの作品やメッセージからそういったものを感じた。やはり、人間には芸術が必要である」。

鶴巻育子氏（写真家）：「私にとってもすごくいい経験になりました。こんなに三日間集中することってなかなかないと思うんですね。今回は写真に集中しましたが、このような機会を勉強でもスポーツでもこれからの何かに役立てていただけるといいなぁと思いました」。

立木義浩審査委員長（写真家）：「何年か前から、どう表現していいのか分からない写真が少しずつこの写真甲子園に現れてきています。普遍的な評価はされていませんが、新しい写真の種類が芽生えていることを感じます。我々（審査委員）が一生懸命審査した作品と、選手の皆さんが審査した作品が同じく高得点を得るようになってきました。また、町民の皆さんもどんどん目が肥えてきて、審査委員と同じ作品を一位に推すという状況になっています。町民が審査委員になる時代がすぐそこまで来ています。一日も早く審査委員の席に町民が座れるよう願っています」。

第６節　選考委員長　立木義浩氏へのインタビュー記事

第一回大会から第二三回大会（二〇一六年）まで審査委員長を務めた立木義浩氏のインタビュー記事が、「記念誌[*1]」に掲載されているので、その一部を紹介したい。

聞き手：「写真甲子園がスタートした当時の印象からお聞かせ下さい」。

立木氏：「写真って何かを見ることでしょ。見るってことは、本人のものの見方がちゃんと備わっていることだよね。『こういう見方が私は好きなんです。で、私が見ているのはこういうものなんです』っていうのを発表するわけだから。高校生の時は、頭で考えていることと写真は乖離がありすぎるよね。時々一致することもあるけど、ほぼ一致しないんだよ。それを審査会のプレゼンテーションで『気持ちはこうなんですけど』と言われると、『全然違うじゃない』って内心思っても、なんとか褒め言葉を探す。次の日も頑張ってもらうよう褒めることがいかに難しいかってことなの……」。

聞き手：「フィルムからデジタルに変わったのが二〇〇五年です。高校生たちの作品はどう変わってきましたか？」

立木氏：「まずは撮影態度だよね。……撮ろうとした時に、それでいいのかどうかよりも、とりあえず撮るんだよね。デジタルは。シャッターを押す前には肉眼で見るでしょ。大げさに言えば『心眼』、つまり心の眼で見るはずなのよ。肉眼と心眼で何かを見つけられたら、カメラの眼はもう本当は必要ないわけよ。もうそこで理解できたわけだから。でも、写真という世界ではそうは言ってられないから、肉眼・心眼とカメラの眼っていうのが一緒になって何かに挑みかかったり、そっと寄り添ったりというふうにして、一枚の写真ができるわけ。だから、エラいことなんですよ、本当に」。

聞き手：「最後に、これから写真甲子園を目指す高校生に、愛のあるメッセージをお願いします」。

立木氏：「目指すのはいいけど、『その前にあなたは何をしてらっしゃいますか?』っていうのを聞きたいのよ。予選を通るための写真を日々撮るだけじゃなくて、たとえば学校の行き帰りをちゃんと見てるのかどうか」。

「この前、長崎の高校に行った時、写真部の生徒たちが見せてくれたのは、花にしろ人間にしろアップの写真が多かった。彼女たちがカメラを向けているものに、あまり驚きがなかった。ごく普通。『でもね、学校までの坂を上がって来るまでに、いろんな家があったり、いろんな風景があってさ、それは言ってみれば写真の宝庫だって。道は曲がりくねってるし、雨の日は光るし。想像力に翼があれば、あっという間に一冊の写真集ができるぐらいの写真が撮れるのよ』って言ったら、『はぁー』って口あけてる（笑）」。

「写真撮るっていうと、写真のための写真っていうふうになっちゃう。だから、ここにきて成長してもらいたい。知らない高校生同士がこんなに集まるということはあまりないだろうから、来たら面白いと思うよね。チームで一緒に寝泊まりするっていう経験も。事実、三日間でびゅーんと右

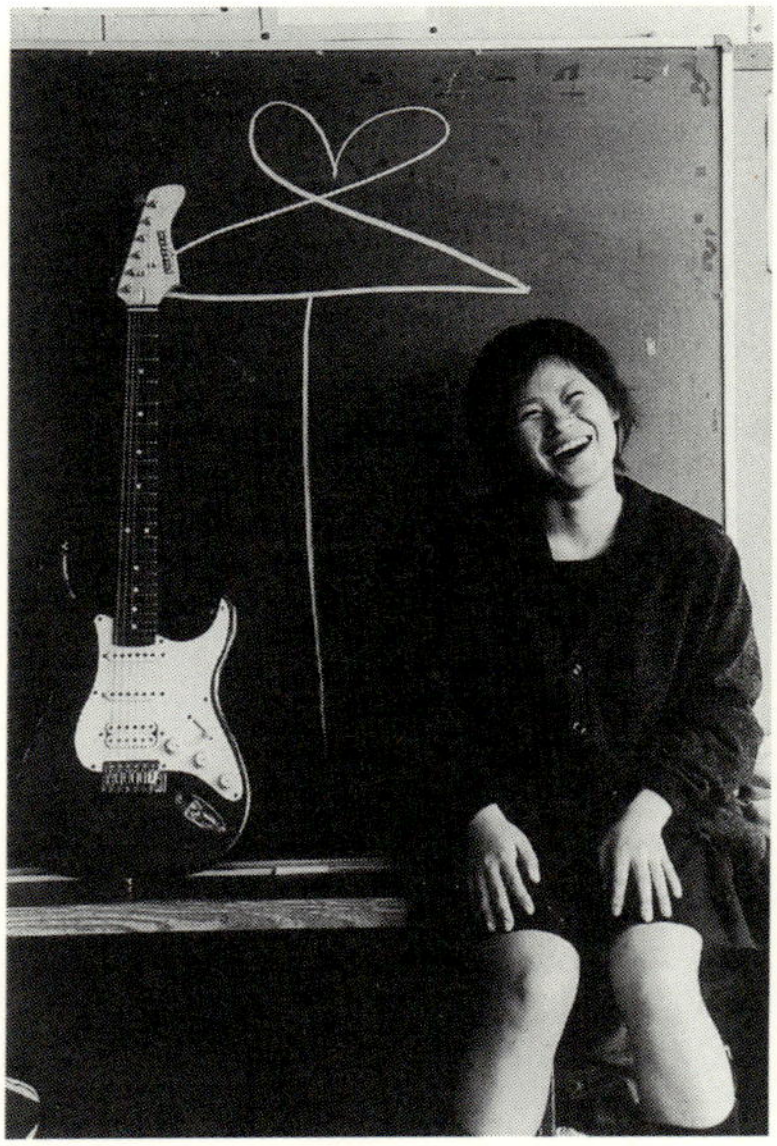

図7-3　「立木義浩ベストセレクト」
文献（＊１）から引用

肩上がりにみんな成長するんだよ……」。

第一回大会から審査委員長を務めてこられた、いわば「写真甲子園」の産み育ての親ともいえる立木氏ならではの、親しみやすく暖かで、愛情あふれるメッセージだと思った。子ども、生徒などに対する指導の原点を再認識させられた。

写真（図７-３）は、熊本県八代白百合学園高等学校の作品で、二〇〇六年の立木義浩ベストセレクトに選ばれたものである。思春期にある女子高校生の心理がよく表現されていると思う。

第７節　写真甲子園が高校生に伝えたいこと

「写真甲子園が高校生に伝えたいこと」が、実行委員会事務局から報告され、「写真甲子園二〇年の軌跡」の巻末に記載されている。[*1] 内容を要約して以下に紹介したい。

①個人プレーからチームワーク重視へ

写真づくりは極めて個人的な作業の中ですすめられていくが、活動に参加することでお互いに切磋琢磨しあい、写真作りにかかわる可能性を広げることができないか……部員全体のチームワークによって総合力を発揮できる方法、場を提供するのが写真甲子園です。

②体育会系の要素を取り入れた写真部

体育会系クラブの生徒は、ハードな練習に加え、順位が成果や実力を記録によって厳しく評価される。写真甲子園では「競技性」を取り入れることにより、チームワークの楽しさや大切さを学ぶことを提案している。

③「一点傑作主義」から「組写真づくりの世界」へ

従来の「一点傑作主義」が中心の活動では技術力や個人の資質に頼りがちである。「組写真づくり」では、部員個々の得意不得意を互いに認め合いながら助け合い、役割や責任を担い、分業や共同で制作することが求められる。

④〈心・技・眼〉と活動目標

写真甲子園では「心」（テーマを考え見つける力）、「技」（機材を使いこなす技術力）、「眼」（的確に伝える写真ならではの表現力）の三要素について達成度を比較することを試みている。

⑤本戦は同一条件の中でハードに戦われるプロセス重視の大会

スポーツ劇画のように〈努力＋友情＝勝利〉が写真甲子園を勝ち抜く合言葉。勝敗の結果より地域を超えた高校生同士の出会いと交流が最高の思い出となる。

最後に以下のメッセージで結ばれている。「写真の町、東川町の財産となったものは、作品だけではなく、この町を訪れた選手・監督との出会いやつながりであり、今もなお『写真の町』東川町のファンは増え続けています。これからも高校生たちに出会いと交流、そして最高の思い出づくりを経験してもらえる大会として三〇回、四〇回と続けて開催できるよう、私たちはこれからも写真甲子園での出会いを大切にしていきます」。

第８節　おわりに

写真甲子園は、登校できなかった生徒、登校しても授業が思うように受けられなかった生徒、さらに対人恐怖症、うつ状態などのメンタルヘルス不調を抱えている生徒に対し学校に適応させることができている。メンタルヘルス不調とはいえないまでも引っ込み思案、対人場面で緊張しやすい、コミュニケーションが下手、自己主張がしにくいなどの性格傾向を持つ生徒は、そのことを気にして自尊感情を持ちにくく、自信を失いやすく、他人から誉められることも少ない。これらの生徒が、写真甲子園に参加することにより、お互いの気持ちが分かり合え、一緒に過ごせる友達がいることに気づき、苦しかった学校生活が楽しい学校生活に変化している。誉められることにより自信が持てるようになり、自尊感も高まり、自分の存在価値が認められるようになっている。その結果、自分のことだけで精一杯だった生徒は、後輩を育てる役割が自分にあることに気づくようになった。さらに、こんな不幸な自分を生み育てた親を恨んでいた過去から、親に恩返しをしたいと思うように成長している。

以上のように写真甲子園は、メンタルヘルス不調などに有用であることが示された。その他、写真甲子園で学んだ写真に関する「心」、「技」、「眼」の三要素は、将来の人生において、写真家になるならないは別として大きく役立つに違いない。

さらに写真部の同僚、監督を初め写真部を支援した関係者、写真甲子園の関係者、被写体となった人々、自然などは青春時代の貴重な思い出として生き続けるであろう。生徒は「まぁ楽しかったかなが一割くらいで、九割はきつかった」と述べているが、これに耐えてきたことは大きな自信と生きる勇気を与えてくれたに違いない。さらにこの忍耐力は、今後も生かせるであろうし、生かしてほしい。

写真甲子園における優勝チーム、準優勝チームの監督に共通して言えることは、細かな技術的なことはあまり指摘せず、とにかく自由に写真を撮らせていることであった。撮り続けているうちに興味が徐々に湧き、のめり込んでくるようになる。そして、生徒は失敗に気付き、同僚と語り合い、考え、良い作品作りを目指して努力するようになる。指導者は、崖の下から登ってくる生徒のお尻を押し上げるといつの間にか頂上に辿り着く。その努力の成果に気付かせ、それを誉め、達成感・成功体験を味わわせ、生徒は成長して行く。そのさい、生徒の個性を把握し、それに応じた対応が重要であると述べられている。

以上のことは、写真甲子園の指導に限らず、教育の原点であると同時に、メンタルヘルス不調を抱える患者の診療に従事する医療関係者にも当てはまると思う。

審査委員は以下のことを教えている。写真撮影は極論すればシャッターを押すだけなので、何もする気がおこらない落ち込んだ状態でも可能である。写真撮影は、一歩を踏み出すきっかけになるとの助言がある。思い悩むよりも先ず行動を起こすことが重要であることを教えていよう。飛行機は、離陸には大きな力が必要であるが、水平飛行にまで上昇すれば、離陸時ほどのエネルギーは要しない。

写真には「自分探しをしなくても、自分が写っている」と述べられている。したがって写真は、日々の出来事や感想などを記録する「日記」の役目を果たしてくれることになる。メンタルヘルス不調のために自分を見失った場合、写真を通して自分を知ることができる。これらの助言は、写真甲子園関係者、写真甲子園に関心のある生徒に有益であるのみならず、いわゆるカメラ愛好家にとっても、示唆に富む価値ある助言であろう。

無趣味の人は、とくに「仕事人間」とされる人の中に多い。趣味の必要性、とくに定年退職後には重要と考える人は少なくないが、自分に合う適当なものがないと悩んでいる者も、また少なくない。仕事人間で無趣味の人は、ストレスを切っ掛けにうつ病に罹患しやすいことが知られている。対策の一つとして写真を楽しむことはどうであろう。カメラ機能付きの携帯電話、スマートフォンなどから始められないであろうか。第3章第1節「百寿者に学ぶ」で紹介したごとく、九〇歳を過ぎてから詩作を始め、九九歳で初詩集を上梓し、それが一五〇万部を超えるベストセラーとなった柴田トヨ氏の例がある。今からでも決して遅くない。決意した時から前向きの一歩が始まる。

写真甲子園のモデルとなった「全国高等学校野球選手権大会」は、二〇一五年八月に第九七回大会を迎え、参加校は全国から三、九〇六校、甲子園出場校は四九校であり、総入場者数は二〇一四年データで約八六二、〇〇〇人（一日平均約六一、〇〇〇人）であった。写真甲子園は、「野球甲子園」に比べ、大会規模、知名度、人気度とも比較にならないが、その教育効果は勝るとも決して劣るものではないと思う。

写真甲子園は、高校生を対象としているが、中学生、さらに小学生を対象とした写真甲子園的な教育の場の提供は可能かもしれない。中学生の殆ど、小学生の一部はカメラ機能を持つ携帯電話を所有していると聞く。写真部として組織だった活動でなくても、写真甲子園が示している各種の有用性を、各個人の教育、健康、とくにメンタルヘルスの保持・増進、さらにはメンタルヘルス不調からの回復に活かすことが可能ではないかと思う。

＊1　写真甲子園実行委員会編「全国高等学校写真選手権大会―写真甲子園20年の軌跡（1994-2013）」北海道新聞社（二〇一四年）
＊2　写真甲子園実行委員会事務局「第22回全国高等学校写真選手権大会―写真甲子園 2015 実施報告書」（二〇一五年）
＊3　写真甲子園実行委員会事務局「第23回全国高等学校写真選手権大会―写真甲子園 2016 実施報告書」一二頁（二〇一六年）
＊4　新里義和「東松照明×森山大道」『越境広場』（有銘佑理＝上原こずえ＝親川裕子ら編集）越境広場編集委員会、一一〇―一一九頁（二〇一六年）

第8章　写真教育と写真力・健康力

第1節　小学校における写真教育

わが国における小学校生徒を対象にした写真教育の歴史に関する報告がある。[*1] 成城学園初等学校の写真教育は一九二五年に始まり、写真は音楽や美術と同じように情操教育の一環として位置づけられていた。指導者であった関猛氏は、物や事象、絵、写真などを観察させ、観て感じ、体験的、感覚的に理解させ情操の陶冶を育む視覚教育法の必要性を唱えた。

深水正策氏の着任（一九三五年）にともない、鑑賞中心の映像教育から、機材使用による「撮る」ことによる製作者としての主体的取り組みが加わった。同氏は、彼の論文の中で以下のごとく述べている。「写真の価値─写真は、言語以上の効果能力を有している。しかも最も具体性客観性に富み、写真的感興を呼び起こし、間接経験の役を果たす。……幼児は勿論、外国人にも自由に理解せしめる能力を持つものは写真であって、文字ではない。これ程の力を有する『写真』を教育者は何故重視しないのだろうか……」。同氏の指導により成城小学校児童による写真展が小西六本店で開催されたことが、同校の「成城だより三号」（一九三七年）に掲載されている。

成城学園小学部で勤務した川上春男氏は、その経験などをもとに『映像教育論』を一九六七年に上梓した。[*2] 四五〇頁以上に及ぶ本格的な映像教育論であり、第一章「映像教育の成り立ち」、第二章「映像教育の方法」、第三章「映像教育の実際」など映像教育の理論と実際が詳しく書かれており、本書は現在でもこの分野におけるバイブル的な存在ではないかと筆者は思う。

川上氏は「あとがき」で以下のごとく述べている。[*2]「テレビの普及によって、毎日のように映像が家庭に氾濫している今日、映像を正しく理解するには、映像そのものを正しく認識させ、映像に対する鑑賞眼を高め、映像による表現技術を体得させることが、近代教育における人間形成に極めて重要であると信じ、成城教育における『映画の時間』二〇年間の実践記録をもとに、映像に対する考えを体系づけてみました」。

さらに続けて、「映像による人間形成の重要性の効果を、われわれはもっと真剣に考えるべきではないでしょうか。本書の題名を映像教育論としました理由は、映像教育の一般概念が、〝テレビ・映画〟の教育であるのに対して、私は映像の範囲を、テレビ・映画・写真・スライドなどの機械による映像のほかに、描画によるマンガ物語、紙芝居、ペープサート、影絵など、時間的移行のある映像を含めて考えるべきであるということを、強く主張したいと思ったからです。私の主張が、一般にまた学校に取り上げられて、視聴覚教育がいっそう進展することになれば幸甚です」。

同書が出版されてからちょうど半世紀が経過した現在、同氏の主張はどのように受け止められるのであろうか。児童はもちろん、中高生、さらには大人も含めて映像教育の重要性を再認識すべきではないかと思う。

第2節　大学における写真教育

日本写真芸術学会平成二九年度年次大会研究発表会が、二〇一七年六月に東京で開催され参加した。演題「諸外国の写真の教育事情—アメリカ合衆国」が、日本大学芸術学部写真学科の鈴木孝史氏により報告された。[*3]

調査の契機として、なぜ、わが国では熱心な「写真作品」のコレクターがいないのか？　一方、外国には熱心なコレクターがいる。その理由として外国では写真作品のオークションが開かれているし、扱うギャラリーが多数ある。わが国の問題点は、大手の画廊・ギャラリーで「写真作品」を扱っている所はごくわずかであり、その理由としては写真を扱っても経営が成り立たないからである。その背景には、日本人全体に写真に対する所有欲が刺激されていないことと、作品に対する評価ができないことがあげられる。このことには写真に対する学習・教育が係っている。

わが国では個人、美術館、博物館などで写真を所蔵、展示する場所・施設がない。その理由として所蔵、展示する意味（意義）の理解不足がある。

写真教育の現状が鈴木氏によりアメリカ合衆国の大学を対象に調査された。ハーバード大学など六私立総合大学、テンプル大学など八州立大学、ポモナ大学など八私立単科大学などが取り上げられ、関係資料を入手して調査された。

調査の結果、①多くのアメリカの総合大学・単科大学には同一キャンパス内に芸術・美術史の学部・学科があり、その中に写真関連の授業・実習・理論科目がある、②設備の整った独立した建物の美術館をキャンパス内に持っている、③「寄付をする／させる」環境がある、④「寄付を受け取る」システムが整備されている、⑤作品を収集し、収蔵する適当な場所がある、と報告された。

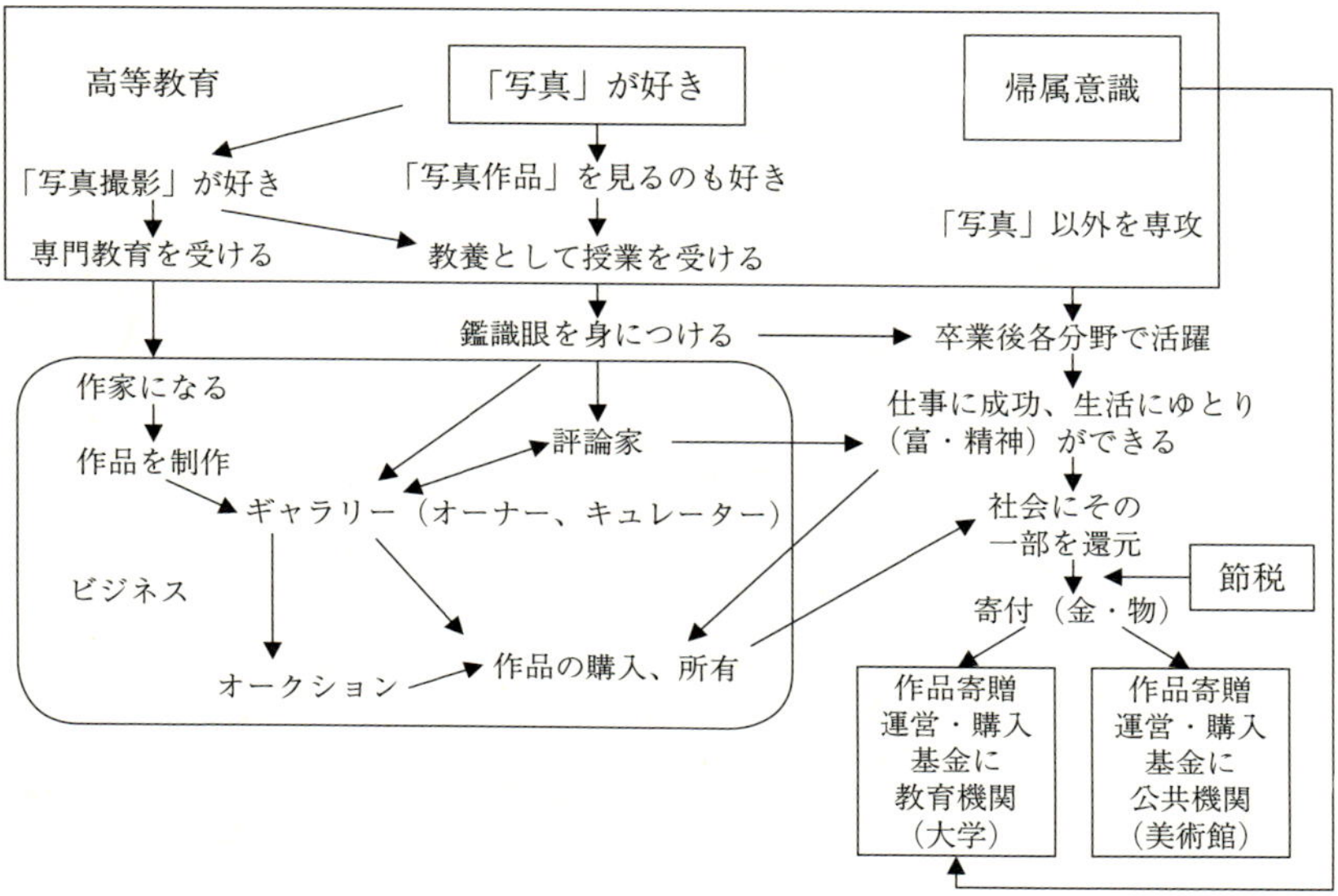

図8-1　アメリカの写真作品・所蔵の流れ（一例）

鈴木孝史の文献（＊３）から引用

アメリカ合衆国における写真作品の収集・所蔵の流れの一例が図で示されたので紹介したい（図８-１）。

第３節　通信教育による写真教育

前記学会で演題「写真通信教育の現状と今後」が東京工芸大学芸術学部写真学科の田中仁氏により報告された。

大学（四年制）の通信教育による写真教育は二〇〇一年に開始され、卒業生の数は増え写真家や写真関係者として活躍する人も多くなっている。通信教育を開講する大学が増えた背景には、学習の多様化、学士取得者の増加、少子高齢化、団塊世代の大量退職、ライフスタイルの変化、二部（夜間部）大学の減少などが考えられる。

通信教育では通学部と同様のカリキュラムが組まれており、学習は添削指導によるテキスト科目、対面授業によるスクーリング科目があり、近年は動画、Ｗｅｂによるメディア科目も加わっている。受講生の学習意欲は総じて高く、授業に対する要求度も高い。その反面、卒業率は低く、五〇％程度と推測されている。

今後の課題としては、高度な写真教育の場として、多方向に発展させる可能性が考えられる。そのためにはより多くの教育機関が開講する必要があるが、現在のところわが国では大阪芸術大学写真学科と京都造形芸術大学美術工芸学科写真・映像コースの二大学のみである。

第4節　写真実践講座

日本写真芸術学会誌（二〇一四年）に、石原眞澄氏による研究報告が掲載されており、その中に写真実践講座の件が述べられているので紹介したい。[*4]

講座の概要は以下のごとくとされている。参加者は写真講座の募集に応募した健常女性九名（年齢は二〇代～五〇代）で、初心者から写真を趣味とした人まで多彩であり、参加理由は、自分らしい写真を撮りたい、仕事に必要などであった。講座は月一回（一回三時間半）、計三回開かれ、講座のタイトルは第一回が「自分らしさってなんだろう?」、第二回「写真が上手になるには?」、第三回「心の目で世界を観てみよう！」であった。講座の内容は、レクチャー、撮影、プロジェクターによる撮影した写真の鑑賞とディスカッションであった。

講座の心理的効果を評価するため、「心理的不適応感」、「自己肯定感」、「自己効力感」、「自尊感情」に関する心理テスト（質問紙法）が講座の前後で行われた。結果を分析したところ「心理的不適応感」の軽減、「自己肯定感」、「自尊感情」の向上が認められたと報告されている。

第５節　盲学校の生徒の写真

写真家菅洋志氏が編集した図書『キッズフォトグラファーズ　盲学校の23人が撮った！』が刊行されている。[*5] 横浜市立盲特別支援学校で、盲学校の子どもたちのための写真教室が開かれた。指導者の菅氏は各自にレンズ付きフィルムカメラ（二七枚撮り）を手渡し、自分の好きなものを撮るように指示した。子どもたちは、生まれて初めてカメラを手にしただけに扱い方が分からなかったので、シャッターの場所など細々としたことを教えた。そして二週間後に写真が送られてきた。

同書のエピローグで菅氏は次のごとく述べている。

「2Lサイズの写真がどっさりと事務所に送られてきました。写真を学年別にテーブルに並べて、見てゆく。『なんでこんなに感動的な写真が撮れるのか……』。写真を日常の生業としている自分の価値観が崩れてゆくのを感じた。子どもたちが聴覚や嗅覚など身体全体の感覚を使って、自らの手で一枚の写真を撮る。その姿を想像するだけで、僕の身体は熱くなった。人間《ひと》の持つ計り知れない能力と好奇心が予想を超えた写真を創り上げるのだ。『写真は作者の心を写す』。それに尽きる」。

同氏はその後、子どもたちの写真を校内の展示だけで終わらせるのはもったいないと思い、横浜の〝新聞博物館〟での写真展の開催、ここで取り上げている〝写真集〟の刊行などを行っている。

第６節　おわりに

教育とは、教え育てることであり、「三つ子の魂百まで」の諺があるように、開始の時期が早ければ、それだけより効果的であろう。したがって、親が子どもの成長を記録しながら、子どもとともに写真を楽しむような家庭環境は、写真教育の第一歩ではないか。

小学校において写真教育がわが国で実施されたのは大正時代に遡る。情操教育の一手段として写真を用いたのであり、先駆的であった。半世紀前に川上春男氏は、テレビにより映像が家庭に氾濫しているが、映像を正しく認識させ、映像に対する鑑賞眼を高める必要性を強調している。平成も終わりに近い現在、写真が情操教育にどれほど利用されているのであろうか。

大学における写真教育は、わが国の場合、少なくとも米国に比較して明らかに遅れている。その理由は、写真・芸術に対する関心度、公私を問わず写真を展示するスペース、寄付金に関する諸制度など多岐にわたろう。要は、国民の写真を含めた芸術に対する興味・関心を高めることであろう。

通信教育は、比較的受けやすい教育手段と思われる。定年退職後のサラリーマン、専業主婦など、平均寿命の延長も関係して希望者は少なくないであろう。しかし現在、わが国で写真関係のコースを持っているのは二校のみであり、それも関西地区に限られている。関東地区を含めてさらなる設置が望まれているのではないか。

写真実践講座の件を紹介した。写真技術の向上のみならず、写真の持つメンタルヘルス向上効果をも目指したものであり、講座により「心理的不適応感」の軽減、「自己肯定感」、「自尊感情」の向上が認められている。筆者は、精神科病院のデイケア活動の一環として当事者を対象に、「写真クラブ」を立ち上げ活動を続けている。適正な露出、シャープさなど技術的な進歩とともに、当初は説明的、図鑑的な写真が多かったが、現在では「何かを感じた」、「心を動かされた」被写体を撮る方向に進みつつある。そのほか「積極性」が増すなどの精神状態の改善もみられている。

＊1　石原眞澄「成城学園初等学校における戦前の写真による視覚教育に関する研究」日本写真芸術学会誌、20：三一―四六頁（二〇一一年）

＊2　川上春男「あとがき」『映像教育論』法政大学出版局、四五六―四五七頁（一九六七年）

＊3　鈴木孝史「諸外国の写真の教育の事情（配布資料）」日本写真芸術学会平成29年度年次大会研究発表会、東京（二〇一七年）

＊4　石原眞澄「『写真表現実践』（撮る・観る・語る）による自己探求：グループワークによる心理的効果に関する実践報告」日本写真芸術学会誌、23：三一―三七頁（二〇一四年）

＊5　菅洋志『キッズフォトグラファーズ　盲学校の23人が撮った！』新潮社（二〇〇八年）

第9章　その他

写真に関して目についた新聞記事などを、話題として以下に紹介したい。

・牛の写真集――人の愛情で牛の性格が変わる

日本経済新聞（二〇一七年六月七日朝刊）文化欄に、牛の写真集が牛写真家高田千鶴氏により刊行されたことが報道されていた。犬好き、猫好きの人は多く牛好きの人は少ないが、彼女は二〇年以上にわたって牛の写真を撮り続けている。文章の一部を転載したい。[*1]

「まず手始めに頭をなでて距離を縮める。ときには一緒に添い寝することもある。その後『牛さん、かわいい』など声をかけながら撮影に入る。そうすることで、初めてたくさんの表情を見せてくれるようになる。……撮影を続けてきて感じるのは、人の愛情が牛の性格に大きな影響を与えるということだ。牛は経済動物だから効率だけを追求して育てられることも多い。手が行き届いていない牛は目が血走っていて気性も荒い。逆に愛情をかけて育ててもらった牛は穏やかで人懐っこい。家畜とは言え感情がある生物なのだ」。

「最近は牛だけでなく、世話をするおじさんたちの写真も撮っている。どういう人たちがどれだけ愛情を持って育てているのか知ってもらいたい。私の写真でかわいさだけでなく、牛乳や牛肉など私たちが牛からもらっている命の大切さを考えるきっかけになればうれしい」。

・自分にしか撮れない写真を目指す杉山雅彦氏

月刊カメラ雑誌「カメラマン」が、「月カメ注目の作家を紹介―カメラマン最前線」で杉山雅彦氏を取り上げた。[*2] 記事によると同氏は、父が写真スタジオを経営していたこともあって、物心ついたころからカメラマンになりたいと思っていた。まず世間を知るために二年間サラリーマン生活を送ったが性に合わず、写真専門学校に入った。その後写真スタジオに丁稚奉公に出たが、燃えてこない。スタジオでの料理や家具のブツ撮りが性に合わなかった。

自分にしか撮れない写真を探し求めた結果、自分のオリジナルは、働く人たちをアニメーションの一場面のように撮ればよいと考えた。日本の働く人たちの集合写真を「ジャパニメーションフォト」と名付け合成なしで撮り印刷した。そのためには本番撮影前に周到な準備がされた。同氏は「今の日本は必ずしも仕事に夢を持てる時代といえません。だから働くことっていいなというエールを送りたい」と語っている。

同誌の記事の一部をそのまま紹介したい。

「なによりも杉山さんだけでなく、被写体のみなさんが撮影を楽しんでいる。……写し出される一人一人が主役なのだ。だれでも主役になれる貴重な体験が、杉山さんの写真を余人をもって代えがたい付加価値となる」。

同氏は、「地域おこし写真家」でもある。まず生まれ育った静岡県で、子どもたちが将来、どんな仕事につきたいのか、やりたい仕事を見つける手がかりになるよう、実際に働いている大人たちの姿を紹介している。小冊子「まちのお仕事図鑑コドモンデ」を発刊し写真などを紹介している。

同氏の活動は、写真による社会貢献であるとともに、企業からの依頼も少なくないようでビジネスとしても成り立っていると思われる。写真の効用の新たな展開であろう。

・SNSのプロフィール写真と性格

ＳＮＳとは、Social Networking Service ソーシャルネットワーキングサービスの略で、クローズドなコミュニティを構成するＷｅｂサービスであり、人を介して人と人を結びつけ、現実世界の人脈を広げるサービスである。

ネットで「ＳＮＳのプロフ写真で深層心理が丸わかり!!」、「ラインのプロフィール画像で性格診断！　君の友達は当てはまるかな?」などのタイトルで記事が掲載されている。内容を見ると、いずれも心理学的に立証されていないし、臨床の現場でも使用されていない。報告者・著者の名前も記載されていない。しかし、写真に対する、深層心理に対する関心を高める効果はあろう。手軽にネットを利用し、写真と心との関係を気軽に学べるような時代が到来するのだろうか。

例として、「ラインのプロフィール画像で性格診断！」の一部をそのまま以下に紹介してみたい。

◇カメラ目線の自分の写真：ナルシストで社交的。自分の写真を堂々と乗せれること自体、自分のルックスにある程度自信を持っている証。自分自身の魅力をアピールするのが得意で、とっても社交的。明るいムードメーカー。ナルシストで完璧主義だけど、自己中心的な部分も……。

◇自分の写真だけど正面を見ていない、or遠くからの写真：恥ずかしがりやさんで誠実な人。自分のことが好きだけど、バッチリ前に出るほど自信があるわけではない。シャイで謙虚な人柄。人見知りで、人と打ち解けるのが苦手。だけど、一度仲良くなってしまえばとっても信頼できる誠実な人。

◇ペット・動物：マイペースな甘えん坊。マイペースで周りに流されないしっかりした自分を持っていそうなのに、意外と寂しがりな部分もあり、恋人にベッタリ甘えることも。自由人なので飄々として見えるかもしれないけど、ペットのように可愛がられると弱いタイプ。

そのほか家族や友達同士の写真、風景の画像、ぬいぐるみ、イラスト・アニメキャラ、自分の子どもの写真、芸能人・ミュージシャン、おもしろ画像などが取り上げられ、短いコメントがつけられている。遊びとしては面白かろう。

・良い写真とは

書籍『良い写真とは？―撮る人が心に刻む一〇八のことば』が写真家ハービー・山口氏により出版された。[*3]「イントロ」で同氏は以下のごとき内容を述べている。

「写真を撮り続けている中で上手になり、自分の写真を深くしたいと思い、関係図書などを沢山買い求めたが、中には難解なものがあり、単純で分かりやすい、写真を撮るさい参考になるような短い表現を探すようになった」。

その成果をもとに同書が出された。

内容の一部を要約して紹介したい。順不同である。①温かい写真を撮るには、その方の幸せを祈りながらシャッターを切る、②人間には人格が備わっているように、写真にも人格や品があります、③流行や時代の流れを超えて残っていく写真、④見た人の心が清くなる写真、⑤人間には何が大切かを語りかけている写真、などである。

最後の二つのことばを原文のまま紹介したい。

一〇七：「カメラの発達につれ、被写体の表面は克明に写るのですが、本当に撮りたいのは、抽象であれ具象であれ、表面の奥にある、眼に見えない想いやテーマです。目に見えないものを撮る技術を写真家は追求しているのです」。

一〇八：「あくまでも前向きな人がいて、周りの人も勇気をもらっている。自分も勇気づけられて、いつしか前向きに生きている。それがやがて作風になってくる。そしていつか、その作風は人に勇気を与えることになる」。

本書は読みやすく分かりやすく、明日からの写真撮影・鑑賞に役立つと思われることが少なくないので一読をすすめたい。

＊1　高田千鶴「牛さん笑ってはいチーズ」日本経済新聞（朝刊）、四〇面（二〇一七年六月七日）
＊2　杉山雅彦「月カメ注目の作家を紹介―カメラマン最前線」月刊カメラマン一一月号、一五二―一五八頁（二〇一六年）
＊3　ハービー・山口『良い写真とは？―撮る人が心に刻む108のことば』スペースシャワーブックス（二〇一七年）

おわりに

筆者は写真家ではなく単なる一写真愛好家である。したがって第4章「写真力と健康力」のうち写真鑑賞、撮影、選択、展示の各節については、筆者の独断と偏見だと思われる部分があるかもしれない。

しかし、写真を趣味とし、人々の病気を予防し健康の保持・増進を目指す「予防医学」をライフワークとして取り組んできた医師として、以下のことを痛感している。すなわち写真は、活用の仕方次第で健康の保持・増進に役立つこと、いっぽう健康であること、最新の心理学の理論と技法を応用することは、「力」のある写真を生むことである。

写真と健康との関連に関係する書籍、論文を検索した。その結果、論文は、第5章、第6章で紹介したごとく、数多く見出せたが、書籍については見出し得なかった。その理由は、「写真」と「健康」といったジャンルの異なる分野に跨っているため、執筆者・編集者の人選、発刊後の販売など単行書としての刊行は困難な状況が考えられる。しかし、写真を撮る者、見る者のいずれもわれわれヒトなので、ヒトの健康と写真との間に密接な関連があることは当然である。したがって、分野が異なっていても近接するこれらの領域間における情報交換、協働作業は必要であり、両分野のさらなる進展のためにも有益であろう。

健康とは、病気に罹患していないことだけだと考えている人が多いと思うが、それだけではない。家族、職場、地域における人間関係が良好であるなど、心理・社会的に安寧な状態であることも健康の必要条件である。さらに、「望ましい健康」として「自己の可能性の最大限の発揮に向けて機能する状態」も加えられている。「自己の可能性の発揮」とは何か。自分の価値観を見出し、その価値観が実現する可能性を高めることも一例であろう。写真についてみると、写真展に出品し入賞し、「名誉」、「称賛」などを得ることに価値観を置き、そのために努力する、との考え方がある。入賞することにより「達成感」、「満足感」を得ることに価値を見出し目標実現のため尽力する人もいよう。自分の「生きる価値」の実現に向けて生きることは、写真のみの問題ではなく人生の課題でもある。

健康意識とは、健康状態の自己評価である。人間ドックなどにおける各種臨床検査等の客観的評価は、予防の観点から不可欠であるが、自己評価も無視できない。一日に一回、例えば朝の洗顔時に、睡眠・食欲・自覚症状の有無・健康観などを自問する、すなわち健康チェックである。朝の健康チェックを勧めたい。

頻度が高く重要な疾患はメタボリックシンドローム、うつ病などであり、対策としては生活習慣、すなわち食生活、運動、飲酒、喫煙、そしてストレス対策などがある。

望ましい健康状態を維持している百寿者から学ぶことは少なくない。共通することは、自分の才能や強みを生かす、積極的・意欲的・楽観的である、自分を肯定する、自尊心を高める、満足する、感謝する、などである。これらはポジティブ心理学の教えであるが、彼らはこの考え方を自然に身につけてきたのであろう。

健康状態が良ければ、少なくとも疾病に罹患していなければ、罹患している場合に比べ力のある写真を手にすることができよう。メンタルヘルス不調が、芸術性の高い写真をものにする原動力となっていると考えられる作品もあろうが、数としては少なかろう。望ましい健康状態は、力のある写真のために役立つと思われる。しかし、それが不可欠なのかどうかは分からない。

写真は人の心とからだの健康の維持・増進に有効なので、この意味を込めて本書では「写真力」を使用した。写真の鑑賞、撮影、選択、展示のそれぞれにおいて「歩行」などでからだを使う。このことは運動量を増やすことになり、「メッツ数」を稼ぐよい機会となるほか、重い機材を運ぶことは筋力・持久力アップのチャンスでもある。さらにこのことを意識すると、歩くこと、重い物を運ぶことの苦痛は軽減しよう。しかし、この苦痛軽減効果はあまり知られていないと思われる。

写真を撮るさい、被写体を視覚的に見えている部分にのみ注意を向けるだけでなく、聴覚・嗅覚など全感覚を総動員して観察し、シャッターを切ればより「力のある写真」を得ることができよう。この場合、視覚機能のみを使って撮る場合に比べ、脳機能をより広い範囲で活性化させることになり、脳のトレーニングにもなる。脳と筋肉は使えば使うほど機能は高まり、使わなければますます低下することは医学の教えである。このことは、撮影時だけでなく、鑑賞・選択・展示についてもそのまま当てはまる。要するに力のある良い写真を得るためには脳機能をフル回転させることであり、一方健康力を高めるために写真力が活用できるといえよう。

写真療法には、通常使用されている写真療法のほかに写真回想法、自画像写真、写真誘発面接などがある。これらには細かな差はあるが、写真を媒介としてメンタルヘルス不調者が持つ問題点の軽減を目指す点では共通している。そしてこれらは日常のそれぞれの現場で気軽に使用できる。現に写真は不登校の生徒を立ち直らせ、自閉症、心身症、うつ病などの症例に写真療法が有効であることが具体的に示されている。今後の課題は、写真療法の有効性についての科学的な証明と、少しでも多くの関係者に写真療法の有用性を知らせ、利用を促すことであろう。

写真教育についてみると、一九六七年川上春男氏は以下のごとき内容を述べている。テレビの普及により映像が家庭に氾濫していると指摘し、子どもに映像を正しく理解させ鑑賞眼を高める必要性を説いている。約五〇年が経過した現在でも同じことがいえるのではないか。

写真甲子園は、写真教育にとって大きなインパクトを与えている。ここで示されているのは教育の原点であろう。現在では高校生のみならず中学生、さらには小学生の一部は携帯電話を所有している。その中にはカメラ機能を内蔵しているものもあろう。写真部として組織だった活動でなくても、写真甲子園的な教育の場の提供は可能かもしれない。

一般市民にとって写真はとても身近な存在であり、写真はもはや不可欠であろう。しかし先に触れた川上氏の指摘した鑑賞眼を高める努力はあまり見られないように思える。写真は、当然のことながら絵画などとともに立派な芸術の一分野なので、芸術性を意識すれば写真力をより高められよう。芸術性を意識するには、写真はもとより写真以外の絵画、陶芸などの空間芸術、音楽、演劇などの時間芸術にできるだけ多く触れることであり、できれば芸術レベルの高いものが望ましかろう。そのほか各地の写真団体などに加入することも有益である。

趣味を持たないので何か適当なものはないかと探している人にとっては、写真は気軽に選べる選択肢である。写真に関する特別な知識を持っていなくても、コンパクトカメラ、極端に言えばカメラ付き携帯電話でも写真は撮れる。写真は高齢者、各種の障害を抱える人などにも勧められる。天才アラーキーこと写真家荒木経惟（七七歳）氏は以下のごとく述べている。[*1]「七〇歳を過ぎて、右目を失明したのに変な言い方だけど、すごくよく見える、感度がよくなっている。……写真だと、毎日知らない世界に出会う。長生きすればするほど、いい写真が撮れる。その方が面白いな」。

本格的に写真を学ぶのであれば大学の通信教育も選択肢の一つである。しかし現実には、わが国の大学で通信教育による写真教育を実施している大学は二校であり少ない。今後、各種の状況から需要増が見込まれることから、通信教育をはじめ写真教育の充実が求められている。本書では触れなかったが、写真に関する肖像権、個人情報の保護なども重要である。

写真の健康に及ぼす効果、写真力について述べてきた。この写真力の有効性について、多くの一般市民は知らされていないように思われる。このような現状を改善させるにはカメラメーカー、写真家、写真愛好家、写真・医療・教育などの関係者の理解と協力は欠かせない。そのほか行政の支援も望まれている。そして一般市民に対する啓蒙活動の一環として、例えば芸術写真普及協会のごとき組織を立ち上げ、関係者の協力体制を整えることも考えられよう。

写真は利用の仕方次第で人の心とからだの健康力を高め、脳機能をフル回転させれば力のある写真を生み出せることを強調したい。本書が心身の健康維持・増進に役立ち、写真を通して生きがいのある充実した人生、望ましい健康のために少しでも貢献できることを願っている。

本書のカバーに採用した写真についてコメントしたい。すでに第4章第4節で短く触れたが、雨上がりの日曜日の朝、蓮《ハス》の葉に溜まった水溜まりの中から蓮の呼吸にともなう呼気を気泡として撮影することができた。次に、聴覚に注意を集中して気泡を見ていると、浮んでは消え、消えては浮ぶ気泡の動きにともない「プッ」という極く小さな音をとらえることができた。蓮の呼吸音といえよう。呼吸という営みはヒトだけではなく、生き物に共通した生命現象であるが普段あまり気付くことは少ない。「呼吸」の重要性を再認識し大切にしなければならないと思った。

最後になりましたが、編集・校正などで御世話になりました日本評論社の小川敏明・川村雅之の両氏に厚くお礼を申し上げます。

＊1　文化・芸術欄「真実を撮るアラーキー」朝日新聞（朝刊）、二八面（二〇一七年八月一一日）

一般向け参考図書の紹介

医学・医療全般（心の健康も含む）

＊1　『オールカラー版　家庭の医学（第3版）』（川名正敏総監修）成美堂出版（二〇一六年）
＊2　『Q&A　生活習慣病の科学　Neo』（中尾一和編）京都大学出版会（二〇一六年）
＊3　『新編　百科家庭の医学』（尾形悦郎＝小林登監修）主婦と生活社（二〇一四年）
＊4　『6訂版　家庭医学大全科』法研（二〇一三年）
＊5　『家庭医学事典』（高久史麿＝猿田享男＝北村惣一郎ほか）新星出版社（二〇一一年）
＊6　『最新決定版　家庭の医学』主婦の友社（二〇一〇年）
＊7　『新家庭の医学』（堀原一＝細田瑳一監修）時事通信社（二〇〇九年）
＊8　『病気予防百科──一〇〇歳まで元気人生』（渡邊昌＝和田攻総監修）日本医療企画（二〇〇七年）

心の健康

＊1　『最新図解　やさしくわかる精神医学』（上島国利監修）ナツメ社（二〇一七年）
＊2　『認知症&もの忘れはこれで9割防げる』（浦上克哉著）三笠書房（二〇一七年）
＊3　『NHK　今日の健康　よくわかるうつ病』NHK出版（二〇一六年）
＊4　『予防精神医学』（小椋力著）星和書店（二〇一六年）
＊5　『NHK　名医にQ　うつ病のベストアンサー』（大野裕ら監修）主婦と生活社（二〇一一年）
＊6　『図解　こころの健康事典』（町沢静夫著）朝日出版社（二〇〇八年）

著者略歴

1937年生、鳥取県出身

経歴・職歴

鳥取大学大学院医学研究科修了

鳥取大学医学部助教授

琉球大学教授

琉球大学附属病院長

琉球大学名誉教授

医療法人正清会久田病院顧問医師（現在）

学会

日本精神神経学会専門医・指導医

日本精神神経学会会長（第94回大会）

日本精神保健・予防学会会長（第1回）

国際事象電位学会会長（第11回）

日本国際精神障害予防学会会長（第1回）

日本写真芸術学会会員

日本芸術療法学会会員

著書

『沖縄の精神医療』（中山書店）

『予防精神医学』（星和書店）

その他専門書多数

写真歴

沖展（沖縄県展に相当）入選（第69回、2017年）

同上（第70回、2018年）

写真健康論《しゃしんけんこうろん》
写真力《しゃしんりょく》は健康力《けんこうりょく》を高《たか》める

2018 年 7 月 25 日　第 1 版第 1 刷発行

著　者——小椋　力　おぐら・ちから
発行者——串崎　浩
発行所——株式会社 日本評論社
〒 170-8474 東京都豊島区南大塚 3-12-4
電話 03-3987-8621［販売］-8601［編集］
振替 00100-3-16
https://www.nippyo.co.jp/
印刷所——港北出版印刷株式会社
製本所——牧製本印刷株式会社
装　幀——銀山宏子

ISBN978-4-535-98463-9